LOS 3 PASOS PARA VENCER AL CANCER

Una guía completa para ayudarte a encontrar la curación en ti mismo..............para siempre.

Autor: Tomas Ibañez

TABLA DE CONTENIDOS

CAPITULO 4:

TERCER PASO: QUE EL ALIMENTO SEA TU MEDICINA.

La creación puso todo lo que necesitamos en esta vida a nuestra disposición.

CAPITULO 5:

CONCLUSIONES GENERALES

INTRODUCCION

Mi nombre es Tomas Ibañez y juntos vamos a vencer al cáncer.

Primeramente te quiero agradecer porque se que la información que vas a encontrar aquí no solo te va a ayudar a ti o a un ser querido, sino que luego de ver los resultados, la vas a compartir con otras personas que la puedan necesitar. De esa manera estaras contribuyendo a un mundo mejor, un mundo donde vivamos en armonia con la naturaleza, en salud , paz y armonia.

Esta información es muy valiosa, yo estuve en algún momento también al frente de una computadora buscando alternativas en medio de una gran angustia como quizás tu lo estes en este momento por eso te pido que leas atentamente este testimonio de alguien que sabe exactamente por lo que estas pasando y encontró una solución para eso.

1. MI TESTIMONIO.

En marzo del 2013 mi hija Fabiana de tan solo 2 años fue diagnosticada de Leucemia linfoblastica aguda , jamás me olvidare el momento cuando los doctores nos llevaron a los pasillos del hospital afuera del cuarto donde estaba ella para, que luego de un monton de palabras , clausulas y procedimientos, nos dieran el triste diagnostico. Ahora al escribir se me viene a la mente ver a mi pequeña hija cubierta de tubos, llorando de dolor diciéndome que se iba a portar bien creyendo ella ,a su corta edad ,que ese era quizás un castigo, esos momentos te marcan. Como también nos marco cuando la doctora oncóloga nos dijo que Fabiana podía comer de todo; eso fue el punto de partida que hizo que nosotros empezaramos a buscar información sobre esta enfermedad. Nosotros entendíamos que mucho de los alimentos que normalmente todos consumimos a diario no son recomendables por ser dañinos para la salud, como era posible que una persona con Leucemia, una enfermedad que baja totalmente las defensas del organismo, pudiera comer absolutamente todo sin restricciones???, algo allí no tenia sentido y no importara quien nos dijera lo contrario, el sentido común tiene mas sentido que 25 años de practica medica, posteriormente el tiempo y el conocimiento nos dio la razón. Aprendimos el funcionamiento del organismo humano, su función dentro de la armonía universal. Aprendimos sobre los alimentos que debilitan y destruyen nuestras defensas, como también aprendimos cuales son los superalimentos que lo fortalecen inmediatamente y dejan morir a las células cancerígenas de manera natural. La quimioterapia y radiación no tienen cabida dentro de un proceso de sanación de ningún tipo. En el proceso de aprendizaje tuvimos la bendicion y privilegio de conocer a excelentes profesionales de la salud , numerosas instituciones y pacientes curados de cáncer, todos ellos reforzaron y ampliaron nuestros conocimientos sobre el tema. Vale decir que sin esa valiosísima información de parte de ellos nosotros nos estaríamos escribiendo este libro y la salud de nuestra hija seria una incertidumbre. Asimismo también conocimos cuan despiadado e insensible puede ser un sistema mal llamado de salud, el cual es un negocio gigantesco ,quizás el mas grande del mundo, al cual no le interesa en lo mas minimo la salud del mundo sino todo lo contrario. Un negocio tenebroso el cual se extiende a otros negocios afines o no afines y que es capaz de corromper países enteros en una búsqueda esquizofrenica de acumular mas poder a cuestas de una población que se desangra e inunda en lagrimas de dolor y sufrimiento.

La aplicación de esta información en mi hija nos costo muchísimos problemas legales en el país donde vivíamos (Estados Unidos) porque al tratarse de una menor de edad, el estado buscaba quitarnos la custodia para llevarla a seguir su procedimiento convencional que no es otro mas que un negocio que les permite ganar cientos de miles de dólares en una parte inicial antes de que el paciente, lease cliente, fallezca . Nosotros con nuestra hija muerta y ellos con mas dinero en sus arcas. Para evitar perder la custodia de nuestra hija tuvimos que abandonar el país dejando casa, negocio, familia, amigos, dinero , etc. Lo dejamos todo por el amor a nuestra hija y la seguridad que teníamos en la medicina holística. Todo ese esfuerzo que hicimos con amor y valentía dio sus resultados: Nuestra hija esta libre de Leucemia.

Quizas tu caso sea similar al nuestro o no, en todo caso tu no tienes que pasar por todo eso, nosotros ya hicimos el recorrido y también aprendimos a combatir los efectos nocivos de la quimioterapia. Si este es tu caso te recomiendo firmemente que seas muy disciplinado en los pasos y decisiones que vayas a tomar de aquí en adelante. Tu organismo tiende a vivir pero espera que tu le des los elementos para poder desarrollar su trabajo.

Dios puso las fichas en su lugar asi como lo esta haciendo contigo en este momento, debes estar muy atento a eso. Debes tomar las decisiones que te salgan del alma y guiadas con el sentido común. Jamas tomes decisiones llevadas por el miedo o desconocimiento ya que siempre serán las decisiones equivocadas.

2. YA TIENES EL DIAGNOSTICO

Ya tienes el diagnostico, ya te dieron el protocolo y seguro también te mostraron las estadísticas y las posibilidades que tienes de "sobrevivir", algunas pueden ser muy alentadoras y otras no tanto.

A nosotros nos dijeron algo asi, nos hablaron de una posibilidad de sobrevivencia del 90% el cual suena muy alentador pero la realidad es que en todo el tiempo que tengo de ver diferentes casos de cáncer las cifras son totalmente opuestas, de 10 pacientes de cáncer solo 2 sobreviven en estos tiempos, 5 mueren durante el tratamiento, y los otros 3 , después de haber pasado años de sufrimiento, recaen al cabo de un tiempo desarrollando cáncer en otra parte o en la misma zona de una manera mucho mas agresiva.

Por que sucede todo esto??, Porque nunca se curo al paciente ,solo se quiso eliminar las células cancerígenas pero no se hizo nada para que estas no vuelvan a aparecer ,lógicamente debido a que la medicina convencional no sabe (o no le interesa) saber cual es la causa del cáncer, y si la sabe no le interesa que se sepa cual es.

Si tu ya tienes cierto tiempo con esta enfermedad te habras dado cuenta que prácticamente han hecho de todo contigo: quimioterapia, radiación, cirugía, te han cambiado el protocolo y tu estas cada vez peor, sientes que están experimentando contigo, te has ilusionado 50 veces y te has desilusionado 51. Con el corazón te digo, DE ESA MANERA NO HAY SALIDA PARA ESTA ENFERMEDAD, solo fijate alrededor tuyo, familiares, amigos, en las noticias, cada vez mas y mas gente muere de cáncer, muchas veces cuando nos enteramos que alguien se murió casi seguro que la respuesta es que se murió de cáncer. Las estadísticas muestran que 2 de cada 3 hombres van a desarrollar cáncer en su vida . Si uno no se entera de mas gente con cáncer es porque a nadie le gusta decir que tiene la enfermedad, la gente comenta las cosas felices de sus vidas no las tristes o que muestran necesidad. En estos tiempos la pregunta ya no es si vas a tener cáncer o no, en estos tiempo la pregunta es CUANDO. El cáncer es una enfermedad que arrastra a toda la familia de forma psicológica y económica. Es un "cáncer" que destruye adentro y afuera de la persona . Es muy doloroso ver a esa madre otrora tan vital muriéndose poco a poco o a ese pequeño que en su cama del hospital te pidió que le prometieras que lo ibas a curar y tu realmente no sabes como hacerlo…………………….HASTA AHORA.

3. TU PUEDES VENCER AL CANCER

Tu si puedes vencer al cáncer como tantas personas que ya lo han hecho y muchas otras que lo están haciendo en este mismo momento, lo único que necesitas es un deseo ferviente de sanarte y seguir con convencimiento, disciplina y perseverancia los pasos que te vamos a dar.

Esta información esta corroborada por científicos y doctores a nivel mundial , la razón por la cual nunca ha estado a tu alcance es porque hay muchísimo dinero de por medio en esta enfermedad, por ejemplo la enfermedad de mi hija costaba en promedio medio millón de dólares solamente en su parte inicial, tu crees que algún hospital quisiera perder un cliente de medio millón de dólares??, aquí no importa si el paciente, el seguro, donaciones o quien fuese el que pague el tratamiento, lo que importa es tener un paciente que requiera quimioterapia y alguien que asuma los gastos del tratamiento y medicinas. He sido testigo de pacientes que van al mismo hospital con los mismos diagnosticos, uno con seguro y el otro no, y es increíble ver como los procedimientos a seguir son distintos, al paciente asegurado se le sumministra quimioterapia hasta su muerte al otro sin seguro se le manda a su casa porque ya no hay nada que la ciencia pueda hacer por el.

Por estas y muchas razones decidimos hacer algo grandioso, una manera de que las personas se puedan curar de por vida, saber como tener control de su salud, que no se hundan en la bancarrota financiera, que los enfermos no sean abandonados por sus parejas , familiares y amigos, que los hijos puedan ver a sus padres sanos, que los padres no tengan que ver a sus hijos en hospitales llenos de tubos postrados en una cama mientras otros niños juegan en el parque, que exista la esperanza de una vida saludable, que la resignación no nos consuele ante una enfermedad que SI TIENE CURA.

Lo que hemos creado en un curso completo de cómo curarse del cáncer y prevenirlo para siempre. Las mismas técnicas que utilizamos con mi hija y con todas las personas a las que hemos tenido el privilegio de ayudarlas en el camino a su sanación. Te vamos a explicar el dia a dia, cada cosa que vas a comer y que cosas no, recibiras información sobre cada detalle, como organizar tu vida, como contrarrestar los efectos nocivos de la quimioterapia . Esta información proviene de científicos , doctores, instituciones que trabajan curando pacientes con cancer , todo un equipo que hizo posible este libro con el objetivo que TU ganes la guerra, una guerra que la vas a ganar.

No dejes de pasar el tiempo, el cáncer avanza cada segundo y avanza mas rápido cuando no tienes y aplicas la información necesaria. Hazlo por ti, tus hijos, la sociedad, porque esta epidemia tiene que parar y nosotros te vamos a decir como. Toma acción porque sino no lo haces entonces nada pasara.

4. PRIMER PASO: ENTENDER QUE ERES PARTE DE LA NATURALEZA (RESUMEN).

Eres naturaleza, eres parte de esta maravilla llamada vida. El hecho que estes aquí es una muestra de las tantas sobre el triunfo inevitable de la vida. Tu como ser humano eres la maxima expresión de la creacion y su criatura mas preciosa. Tu eres una maravilla en cada celula que te compone, tienes una capacidad ilimitada para poder alcanzar tus deseos, tienes decisión propia y un alma trascendente. Eres producto del amor mas puro de la vida y tienes el privilegio de estar aquí en forma material.

Eso es lo que somos, unos privilegiados, lamentablemente hemos vivido a espalda de la naturaleza. El sistema nos ha reducido el pensamiento y hemos tergiversado completamente los fundamentos de la vida. Vivimos al revés dándole la contraria al universo es por eso que vivimos infelices, enfermos, nos cuesta alcanzar nuestros objetivos, creemos satisfacernos solo con lo material, quisiéramos tener la vida del otro, etc.

Vivimos en un mundo donde reina la vida no la muerte, este es el fundamento numero 1 que tienes que comprender. Este fundamento hace que el mundo se resista a la muerte todo el tiempo, esto sucede por ejemplo con el instinto de conservación, el desarrollo de una semilla, la carrera frenetica del espermatozoide para alcanzar un ovulo, las estaciones del año, todo esto muestra un deseo de vivir pasando por un proceso natural. Ahora si nos vemos a nosotros mismos encontramos ejemplos grandiosos como la creación de anticuerpos, la regeneracion de la piel después de la insolación, la regeneración del hígado, la fiebre, los antojos, la sed, el desmayo…….en fin muchísimas.

La enfermedad que tu tienes es por alejamiento, seguramente inconsciente, de las leyes de la vida, esto no es para sentirse mal sino todo lo contrario porque debes de sentirte bendecido de que vas a tener esta información a tu alcance, otros nunca la tuvieron y lamentablemente ya no están mas con nosotros.

El hecho que aun estes vivo es una muestra del poder de la vida, te voy a poner un ejemplo en tu propio caso: tus células necesitan vivir con oxigeno y ese oxigeno se recibe de la sangre la cual se nutre de lo que tu comes todos los días, para que una comida tenga los valores suficientes para nutrir una celula esta tiene que ser cruda, no tiene que haber sido procesada, no debe contener preservantes o pesticidas y tiene que tener la capacidad de reproducirse.   Para ponerlo claro, que alimentos de nuestra dieta diaria mata a nuestras células ? : café, tortillas de maíz, carne/pollo, leche, gaseosas , esto es solo un ejemplo, ahora digame por cuantos años ha venido alimentándose de esa manera??,……acaso se ha muerto?, obvio que no, pero entonces, que paso??……lo que paso es que nuestro sagrado organismo y en este caso particularmente las células al no recibir el oxigeno necesario por un largo periodo de tiempo , en su afán de SOBREVIVIR, decidieron mutar y se convirtieron en células que no necesitan de ese oxigeno, de no haber pasado eso tu ya estuvieses muerto, el problema esta en que esas células mutadas pasan a convertirse en células cancerígenas después de todo un proceso que explicaremos mas adelante.

El error de la quimioterapia, radiación y otros tratamientos convencionales es que estas buscan eliminar a las células cancerígenas aniquilando tambien a las células buenas que ayudan a tu autodefensa. De esta manera tu sistema inmunológico queda expuesto a cualquier enfermedad incluido el cáncer que ironicamente es la causa para la cual se aplica la quimioterapia.

La creación no se equivoco, a ti te hicieron para que estes sano y tener la capacidad de curarte. Por años hemos vivido alejados de la naturaleza pero ella esta allí lista y feliz de que nosotros acudamos a ella para descubrirla y vivir en armonía.

5.   SEGUNDO PASO: ASUMIR LA RESPONSABILIDAD DE TU SALUD (RESUMEN).

Esta es una parte esencial de tu curación, este paso es el motor que te va a permitir continuar con el proceso, es la gasolina que pone a caminar cada paso que des. Cuando nosotros decidimos tomar la responsabilidad de la salud de nuestra hija nos quedamos solos y no solo eso, nos enfrentamos a todo un sistema establecido que no ve con buenos ojos que las personas aprendan a sanarse por ellos mismos. El sistema de salud ,utilizando al sistema judicial, nos presionaron, nos amenazaron, quisieron quitarnos la custodia de nuestra hija, nos hicieron juicios sumarios e injustos, tuvimos que abandonar el país, dejamos atrás negocio, familia, casa, todo lo que teníamos, todo por salvar a nuestra hija. Se requirió mucha fortaleza espiritual y asumir que estábamos solos porque los que antes "supuestamente" nos ayudaban ahora estaban al otro lado en una corte. Es por eso que la convicción es muy importante para tu curación y esa convicción se consigue con conocimiento y sentido común. Al final el tiempo nos dio la razón, ganamos el juicio y nuestra hija esta sana, no es eso acaso un final feliz??, no es lo que tu quisieras para ti??. Lo que te vamos a enseñar en este curso es llegar a ese final feliz.

Nosotros nos enfrentamos al monstruo que es esta enfermedad y lo derrotamos y ahora te vamos a enseñar como lo hicimos, tienes que tener fortaleza mental y mente abierta para todo lo que vas a aprender y desaprender también.

En el transcurso del tiempo de tu curación vas a pasar por muchas situaciones pero siempre recuerda que todos esos problemas son necesarios para alcanzar tu curación. Cada problema es un maestro que te deja una enseñanza, enseñanza necesaria para crear un solido convencimiento con el cual alcanzaras tu sanación.

No te quedes con el dolor del diagnostico ni te sientas desafortunado por lo que te sucede, visualiza tu éxito, desde ya te garantizo, si es que sigues los pasos, que debes de empezar a hacer planes con tu vida para cuando estes totalmente curado y eso será muy pronto. Muchas personas empiezan a programarse y mentalizarse de que se van a morir y empiezan a atraer pensamientos de muerte y eventualmente eso es exactamente es lo que va a pasar a menos que cambies tu visualización. Otros visualizan a sus hijos enfermos como desvalidos, no los llevan a la escuela, no participan en actividades y estos pequeños a su corta edad empiezan a programarse que no haya nada mas para ellos en esta vida.

Si tu eres del grupo de personas que ya llevan tiempo con este tratamiento, no importa cual sea tu situación de salud en la actualidad ya estas llegando al final del túnel y por medio de este método vas a empezar a ver la luz, no la pierdas de vista, enfócate en ella, sigue los pasos, el éxito esta cerca, ya pasaste las penurias, de aquí hacia adelante vas a empezar a edificar tu recuperación, quizás muchos te van a desanimar, pero dime, quien podría desanimarte a ti?? Tu ya has pasado muchas cosas mas de los que muchos pueden soportar, eres invencible y la luz te espera para vivir una vida en verdadera salud y armonía.

Por medio de este libro vamos a estar contigo en cada momento que necesites un apoyo, un consejo, una palabra, una inyección de energía, una motivación, vamos a estar allí porque queremos tu éxito, tu triunfo es el nuestro también porque a nosotros la vida nos dio una bendición y queremos compartirla contigo.

El universo sabe lo privilegiado que somos al poder compartir esta información contigo, el saber que tu, ese pequeño o esa persona mayor se van a recuperar y sanar nos llena de satisfacción y le agradecemos a Dios por esta oportunidad. Nos gustaría darte un abrazo de esperanza y el honor de verte sonreir el dia que toda esta pesadilla pase y proclames tu victoria. Lo mágico de todo esto es que gracias a este curso estaremos allí asi como desde ya estamos en este momento.

6. TERCER PASO. QUE EL ALIMENTO SEA TU MEDICINA (RESUMEN)

Aquí empieza la acción!!!, una vez que entiendas que eres parte intrínseca de la naturaleza y que estes preparado mentalmente para tu curación es cuando empezamos a trabajar en tu medicina, en ese milagro que te va a sanar y que te va a mantener alejado de cualquier enfermedad mientras la utilizes. Un estilo de vida que heredaran tus hijos y será el mas maravillos legado que le puedas dar a tus generaciones: LA SALUD.

El tercer paso debe tomarse con mucha seriedad, el objetivo es realizarlo al 100% y no a medias. El alimento es tu medicina, esto no es algo que te va a ayudar a…………, esto es algo que te va a curar!!!. Tiene que ser disciplinado y dar el 100% en todo lo que haga. Las recomendaciones no son para hacerlas a medias pensando que los resultados seran similares, esto no funciona asi.

En la primera etapa es la de emergencia en la cual atacaremos agresivamente al cáncer dejándolo morir, no importa en que grado este, tenemos que cambiar el PH del organismo radicalmente para que de esa manera las células cancerígenas no puedan sobrevivir ni multiplicarse. Fortalecer el sistema inmunológico en 3 semanas de manera intensa como minimo. Los resultados se empiezan a ver a partir de la segunda semana esto debido a que en la primera semana el cuerpo recibe una fuerte dosis de desintoxicación debido al radical cambio de alimentación, el proceso de desintoxicación suele ser un tanto difícil debido a que el organismo lo rechaza en un primer momento debido a que se encuentra muy toxico. Los cambios de humor y sensación de malestar son comunes en esta época pero son buenos síntomas debido a que significa que el cuerpo esta respondiendo.

La segunda parte es cuando usted entra en su etapa de mantenimiento o ha sido diagnosticado ya libre de cáncer. Aquí no se debe bajar la guardia pero algunas concesiones son permitidas. En esta etapa usted ya tendrá mas conocimiento de su salud y no va a querer alejarse de su nuevo estilo de vida debido a que ya vio que dio resultados. Esta etapa es también muy critica debido a que algunas personas al sentirse sanas ya no le prestan la debida atención y empiezan a hacer cosas incorrectas cuando en realidad debería afirmar sus nuevos habitos para que el cuerpo se afiance en una sintonía de salud.

La tercera parte es la etapa de la vida, usted ya conoce a su cuerpo, ya sabe como curarse, ahora quiere aprovechar al máximo su vida, sus metas ahora ya van mas alla de la salud, ahora tiene nuevas expectativas tanto personales, laborales, sentimentales, financieras, espirituales, usted es una persona nueva, una persona llena de vida que quiere compartir su felicidad y conocimientos con otros.

La vida le dio una nueva oportunidad, le brinda lo mejor que tiene y usted ahí para disfrutarla.

Ahora piense y dígalo, ..esta listo para empezar su transformación????, proclámelo, siéntalo, dígalo fuerte, que el universo lo oiga: YO ME VOY A SANAR, YO ME VOY A SANAR, SIENTASE QUE YA ESTA CURADO PORQUE ESO VA A LLEGAR A PASAR, USTED SE VA A SANAR, ESTAREMOS JUNTOS EN ESTE CAMINO SIEMPRE, USTED SE VA A SANAR PORQUE EL UNIVERSO ASI LO QUIERE PORQUE EL UNIVERSO LO AMA PORQUE EL HECHO QUE USTED ESTE LEYENDO ESTE LIBRO NO ES UN HECHO CIRCUNSTANCIAL SINO UNA MUESTRA DEL AMOR DE DIOS PARA CON NOSOTROS ASIMISMO LA RESPONSABILIDAD QUE ESO TRAE CONSIGO.

TODO VA A ESTAR BIEN Y JUNTOS CELEBRAREMOS SU VICTORIA.

PRIMER PASO

ENTENDER QUE ERES PARTE DE LA NATURALEZA

Mente-cuerpo-espiritu. Aproximacion a la salud y la sanidad.

En la medicina convencional la salud es a menudo definida como la ausencia de enfermedad. Este enfoque supone que uno es saludable si todos los órganos funcionan aparentemente bien. La atención de salud empieza SOLAMENTE CUANDO EL PACIENTE ESTA ENFERMO , de esta manera podríamos decir que el sistema de medicina actual no es de salud sino de enfermedad. Es un sistema que no busca la salud sino que combate la enfermedad., entendiendo las cosas de ese modo nos damos cuenta que si queremos gozar de buena salud este actual sistema no es el mas adecuado. Ademas, este modelo de atención "saludable" es solamente fisiológico lo que significa que solo el aspecto físico del cuerpo se considera importante para la salud y curación, de esa manera se anula la parte espiritual del ser humano que es intrínseca e indivisible.

Muy a menudo se asume el principio científico que sostiene que algo es valido y cierto solo si es observable, medible y repetible. Quizas muchos no pueden ser concientes de ello pero la mayoría de personas en el mundo están profundamente influenciadas por este "enfoque fisiológico" . La mayoría de personas se consideran saludables sino hay dolor u otros síntomas físicos relacionados a la enfermedad en su cuerpo. Este modelo a menudo considera al cuerpo como una maquina y a la enfermedad como a un mal funcionamiento. El medico se convierte en un reparador y se hace cargo de la salud del paciente.

La medicina holística (mente-cuerpo) es un enfoque equilibrado en el que se define a la salud no solo en términos de la situación de los órganos sino también en términos de la experiencia de la mente y el corazón. La parte espiritual sobre nuestra salud es tan importante como la medicina y la comida para un sistema sano. La experiencia de emociones es también importante en la determinación del bienestar y enfermedades de una persona. Muchos estudios desde la década del 50 han mostrado este enfoque. Los estudios sobre el estrés muestran que este se introduce en nuestro ADN. El estrés también aumenta nuestra susceptibilidad a los resfriados comunes. Las investigaciones muestran que los traumas infantiles promueven enfermedades autoinmunes. La depresión y la ansiedad se muestran para evitar la cicatrización de heridas. El aislamiento social es tan peligroso como fumar en términos de salud y enfermedad, esta documentado que las personas solitarias sufren de una mayor cantidad de enfermedades y estadísticamente mueren en mayor proporción que las personas sociales. Todos estos estudios muestran que la salud tiene que ser vista como el bienestar de cuerpo y mente, que incluye nuestras emociones, pensamientos, alimento, desintoxicación, ejercicio y otras experiencias corporales.

La psiconeuroinmunologia es un buen ejemplo de esta conciencia. Nuestras interpretaciones de experiencia de la vida (por ejemplo al pensar: " estoy fregado con este cáncer") y el pesimismo (por ejemplo al pensar: "nunca voy a ser capaz de cambiar mi estilo de vida") afectan a nuestra salud de manera significativa. Por lo tanto, es muy importante tener una interpretación positiva de nuestras experiencias de vida entendiendo que estas son parte de nuestro universo y que en ese universo , en el cual vivimos y pertenecemos, también tiene las respuestas a nuestros problemas. Es igualmente importante equilibrar nuestras emociones, estas se convierten en moléculas que constituyen nuestro cuerpo. La ira, el resentimiento, el miedo , la ansiedad, la culpa, la vergüenza, entre otras emociones negativas llegan a afectar nuestro sistema inmunológico. Por lo tanto, la buena salud requiere una atmosfera donde nuestras emociones puedan ser equilibradas y positivas.

La medicina holística se puede describir como modelo bio-psico-socio-espiritual de la salud y la curación. Este enfoque incluye no solo la mente y el cuerpo sino también otros aspectos como la conexión a la naturaleza y al universo en general. En este enfoque, la atención se centra en el bienestar (y no en la enfermedad), la motivación es la alegría en la vida (y no los temores), el profesional de la salud es un aliado (y no el experto con autoridad para intimidar) y el método es la creación de conciencia en uno mismo (y no el control externo). La salud puede ser redefinida como la manera en que vivimos bien a pesar de nuestros errores, discapacidades y traumas (somos humanos por lo tanto si existe lo certero también existe el error).

El bienestar total incluye : propósito en la vida, conexiones espirituales, apoyo social, satisfacción laboral, salud emocional, optimismo, felicidad percibida, altruismo, estimulación intelectual, sueño reparador, tiempo a solas, el placer y el juego, recursos financieros, movimiento, risa y humor, comida saludable, el contacto con la naturaleza y similares. En este contexto, la promoción de la salud consiste en ayudar a las personas a descubrir las barreras que les impiden acceder a su propia sabiduría interna sobre sus cuerpos y sus vidas.

El universo y todos los elementos de la propia naturaleza no es solo una colección de elementos materiales aislados sino una complicada red de relaciones entre las distintas partes de un todo unificado. El todo no es la suma de las partes sino la interaccion en armonía que hay entre sus elementos que son infinitos.

Quienes somos afecta a nuestro medio ambiente asi como al entorno que nos rodea nos convierte en lo que somos. La salud es por eso nuestra interaccion positiva con nuestro entorno. Si respetamos y disfrutamos en armonía con todo lo que nos rodea entonces estamos sanos. Del mismo modo somos lo que comemos, pensamos y sentimos. La capacidad para hacer un ambiente para nosotros y los demás lleno de armonía y paz en nuestra vida es la meta de nuestra salud. Lo que le prive al ser humano de su capacidad de ser feliz se denomina enfermedad.

El manejo del estrés y el entrenamiento de bienestar son los métodos de implementación de nuestras metas de salud desde una perspectiva de cuerpo-mente-espiritu. En este enfoque en particular nos centramos en los objetivos de nuestra vida, estás comprenden la parte física , nuestras emociones, pensamientos, emociones, relaciones, espiritualidad , enfocándonos en nuestras fortalezas en lugar de nuestras debilidades. Tambien debemos identificar algunas personas en nuestras vidas que nos pueden animar a alcanzar nuestros objetivos a través de un acto que nuestro espíritu identifique como estimulante.

El aprender a relajarse es el primer paso de este proceso porque es allí donde la mente se despeja y la perspectiva hacia la vida se torna mas amplia y sabia. En el proceso de relajación es muy valioso utilizar escenarios imaginarios para que podamos mental y emocionalmente limpiarnos de los factores del estrés. Con la visualización creativa vemos mas alla de los retos inmediatos y conseguimos visualizar nuestros proyectos y anhelos realizados. Tambien se deben utilizar afirmaciones basadas en sus fortalezas previamente identificadas, luego usted se encargara de rodearse de las personas y energía necesaria para que le ayuden a cumplir sus objetivos.

LOS PRINCIPIOS DE LA SALUD

Una enorme cantidad de información errónea acerca de la salud y nutrición es fácilmente disponible a un publico hambriento de respuestas. El poder destructivo de esta contra-informacion se hace evidente cuando se observa el aumento de enfermedades degenerativas en los llamados "países desarrollados" a pesar de las herramientas de diagnostico medicamente avanzadas disponible en estos países. El hecho es que el cuerpo humano esta diseñado para ser saludable y productivo mas alla de la edad de 100 años.

Como civilización estamos lejos de alcanzar nuestro potencial. La mayoría de nosotros no estamos satisfechos y tenemos dificultades para aceptar nuestras vidas (buscamos una satisfacción material o una espiritual pero que venga de afuera y no de nosotros mismos). Esto se refleja en nuestro malestar físico, mental, emocional, espiritual y angustia. Sentimos que estamos atrapados en el asiento trasero de un vehiculo llamado vida fuera de control, en lugar de estar en el asiento del conductor de nuestro destino. Nos hemos vuelto tan cuadriculados en nuestras vidas que no vemos una salida aparente.

Pero hay una manera de tener el control de nuestra vida!!! Y es seguir las leyes de la vida que se nos da en el momento de nuestra creación!!! Cada celula de nuestro cuerpo sigue estas leyes pero necesita de una mente conectada a estas leyes. En los tiempos actuales vivir a través de esas leyes requiere coraje, fe y perseverancia. El resultado de vivir de esa manera es una puerta abierta al infinito potencial humano gracias a la inteligencia infinita del universo.

Es importante entender que el catalizador para el cambio es el sistema de creencias. La creencia es la característica humana que permite que el cambio sea posible en un mundo en el que la inercia parece dominar. La creencia es necesaria para efectuar cambios en los patrones personales y globales. Para hacer un cambio de estar enfermo a saludable se requiere un cambio en la creencia de la persona

CREENCIAS PARA UNA VIDA SALUDABLE

1. Somos células solares, el sol proporciona una amplia gama de nutrientes que es necesario para nuestra salud. Directa o indirectamente el sol nos proporciona vitaminas, minerales, proteínas, hidratos de carbono, oxigeno, clorofila, enzimas, hormonas, etc, lo que da el potencial de ser saludables.
2. Los 3 alimentos mas importantes en términos de nutrición son los germinados, vegetales marinos y algas. Contienen energía solar en la forma mas fácil de digerir. Todos los bloques de construcción de una vida saludable son encontrados en estos alimentos en equilibrio apropiado.
3. Una dieta en clorofila cruda proporciona una transfusión continua en nuestra circulación sanguínea, fortalece nuestro sistema inmunológico y mejora la capacidad de los globulos rojos de la sangre para transportar oxigeno. La molecula de clorofila de una planta y la molecula de hemoglobina de un glóbulo rojo son prácticamente idénticos en estructura haciendo que esta transfusión sea posible.
4. Oxigeno, enzimas, fitonutrientes, minerales y hormonas han sido pasados por alto y subestimados por la ciencia contemporánea de la nutrición. Sin embargo, un despertar entre los científicos nutricionales esta confirmando la importancia de estos elementos.
5. El exceso de proteína (mas de 5% de la dieta) es una causa primaria de "muerte por enfermedad degenerativa". Muchas formas de cáncer, enfermedades del corazón, diabetes y disfunción hepática y renal se han relacionado con el consumo excesivo de proteínas. Tenga en cuenta que la leche de la madre mantiene a un bebe de rápido crecimiento con no mas del 3% de proteína. La carne es una fuente convencional muy promocionada por ser fuente de proteínas, el problema es que la carne ,al ser ingerida, esta en el cuerpo durante al menos 3 dias (debido a la complejidad para su absorción debido a nuestra naturaleza humana) produciendo exceso de desechos acidos; la grasa y el acido urico agotan las capacidades del cuerpo.
6. El exceso de grasa reduce la capacidad de la sangre para transportar oxigeno a las células. Se ha determinado que el 5% es el limite natural del consumo de grasa para un individuo sano. Recuerde que el aceite es grasa liquida ultra procesada por lo que su absorción es aun mas complicada.
7. La mayor parte de lo que esta disponible en "tiendas de alimentos saludables" no es saludable para usted incluyendo suplementos y hierbas que han sido reconocidos por sus supuestas cualidades curativas. Podriamos recomendar solo aproximadamente el 15% de lo que esta disponible en estas tiendas convencionales como nutritiva. Recuerde que su única defensa frente a un producto que esta en un estante es su propio conocimiento.
8. La cocción mata cualquier vida en nuestros alimentos y la comida sin vida consecuentemente mata lentamente a los que la comen. El sistema inmunológico responde inmediatamente a este alimento. El conteo de globulos blancos se eleva rápidamente y de forma pronunciada, lo que indica que o bien hay una infección o hay un veneno en el cuerpo.

Es posible que usted no comparta algunas de estas creencias en este momento, en consecuencia, es posible que sienta algo de resistencia hacia estas. Sin embargo , si se les da una oportunidad, usted los encontrara validos y beneficiosos.

PRINCIPIOS QUANTICOS SOBRE SALUD Y SANIDAD

Es interesante observar que la física quántica proporciona algunos principios interesantes para mejorar la salud y facilitar la curación. Es de conocimiento común hoy en dia que el cuerpo humano esta compuesto de elementos básicos que se encuentran en otras partes del universo como carbono, hidrogeno, oxigeno, nitrógeno y oligoelementos. Estos elementos se reciclan continuamente en diversas formas, a veces son parte de una planta, a veces son parte del cuerpo humano, a veces son parte del aire atmosférico, a veces son parte de diversas formas de agua y asi sucesivamente. Cuando consideramos los elementos básicos que componen el cuerpo humano también podemos verlas como componentes de las partículas subatómicas como electrones, protones y neutrones. De acuerdo con las teorías predominantes de la física quántica, estos componentes se pueden remontar a las vibraciones y energía. Es en este contexto que debemos mirar al cuerpo humano desde una perspectiva universal y esta nos muestra que el ser humano es un ente de energía que va modificandola en cada momento con infinitas posibilidades. Si tenemos un desafio en nuestro cuerpo no debemos sentir que estamos atascados por siempre, hay infinitas posibilidades para el cambio. Podemos mirar estas posibilidades al mirar las siguientes teorías de la física quántica:

1. CONTINUIDAD.   En el reino quántico no hay objetos fijos solo posibilidades. El cuerpo humano puede ser visto como una realidad en un continuo espacio-tiempo que intercambia constantemente sus componentes con el resto del universo. Lo que solia ser una zanahoria organica ahora se ha convertido en una parte de mi cuerpo, y lo que antes era parte de mi luego se convierte en parte de la hoja de un árbol por medio de la exhalación de carbono y oxigeno en forma de dióxido de carbono . La única constante en mi cuerpo es el hecho de que cambia todo el tiempo. Este hecho del cambio me ayuda a entender que si mi cuerpo experimenta la enfermedad también puede experimentar el bienestar, solo necesito la energía del universo canalizada para conseguirla. La aceptación de la posibilidad de salud es el primer paso hacia la curación.

2. CONECTIVIDAD QUANTICA. En el reino quántico todo esta unido e inseparable. Antes de comer o beber algo siento la conexión; los atomos y moléculas de esos elementos (germinados, semillas, hierbas, etc) se convierten en parte de mi. Yo soy parte de la realidad "biodanza". Yo respeto a la comida , bebida y oxigeno , y los invito a mi cuerpo como invitados. Siento la conexión con las plantas , los arboles y los pajaros cuando doy un paseo al aire libre.

3. EL SALTO QUANTICO. Los saltos quánticos son una característica del reino quántico. Un salto quántico es la capacidad de moverse de un lugar en el espacio o tiempo hacia otro lugar sin tener que pasar por ningún lugar o tiempo en el medio. Eventos traumaticos anteriores son ejemplos de experiencia de salto quántico . A pesar que ciertos hechos ocurrieron en un momento determinado en el pasado estos aun controlan mi vida hasta cierto punto. Por otro lado , las experiencias de regresión también son experiencias de salto quántico porque puedo elegir deshacerme de algunas de las consecuencias del trauma del pasado.

4. PRINCIPIO DE INCERTIDUMBRE DE HEISENBERG. Una de las leyes del reino quántico es el principio de incertidumbre que establece que un evento es una particula (materia) y una onda (energía) de forma simultanea. Su intención determina si usted ve una particula o una onda. La intencion crea la realidad. Por ejemplo usted decide si el cáncer que tiene es una maldición o una bendición. Su intención es la que cuenta y le dara una perspectiva positiva o negativa.

5. EL EFECTO DEL OBSERVADOR. En el nivel quántico se necesita un observador para crear un evento. Todos los eventos son virtuales hasta el momento que se observan. El evento de una enfermedad solo toma forma cuando la persona toma conciencia de eso y no cuando un tercero lo diagnostica. Al ser una enfermedad que se desarrolla en mi cuerpo esta bajo mi juridiccion y mi realidad, esto me da un poco de poder y control sobre esta. Asumo la responsabilidad de la creación de mi propia salud sin quedar a la espera de mi proveedor de atención medica para que este tome decisiones por mi. Estoy a cargo de lo que creo. Yo no soy una victima, yo estoy a cargo de mi salud.

SEGUNDO PASO PARA VENCER AL CANCER

ASUMIR LA RESPONSABILIDAD DE TU SALUD

Tu eres el único responsable de tu salud, el único!!, ni el hospital ni tu doctor, ni la ciencia, ni tus padres ni la sociedad, ni los laboratorios , ni nosotros ni nadie, SOLO TU.

Hemos sido programados para apoyar nuestra salud en la medicina a pesar de que ella solo se encarga de nosotros cuando estamos enfermos,….. paradójico no?, o sea que este actual sistema no funciona si lo que buscamos es tener buena salud . Esto sucede porque a este sistema de salud no le interesa que estemos sanos porque de esa manera no consumimos medicinas y de esa manera ellos no hacen dinero. Suena cruel verdad ? pero es cierto y es asi porque este es un negocio como cualquier otro , los negocios están para hacer dinero y para eso necesitan de clientes. El problema, mas alla de la ética, es que nosotros los vemos a ellos como los responsables de nuestra salud y es allí donde radica el problema.

No pienses que estamos en contra de todo el sistema de salud, por supuesto que no, es obvio que los avances en tecnología ayudan a proveer una mejor calidad de vida, las mejores condiciones de salubridad contribuyen a que no se propaguen las epidemias. La preparación academica de personal medico realmente comprometido permite salvar muchísimas vidas alrededor del mundo. En situaciones de emergencia o quirúrgicas el personal medico es IMPRESCINDIBLE y juega un rol primordial en la salvación de vidas. Existe personal medico que trabaja en zonas realmente peligrosas y lo hacen solamente con la intención de servir muchas veces sin remuneración alguna. Durante la historia del mundo existieron numerosos médicos , científicos y personal de apoyo que entregaron su vida a la causa de la salud.

Lamentablemente desde hace muchísimos años la historia se distorsiono y esto empezó cuando la salud se empezó a manejar con las leyes del dinero y se creo una gigantesca organización que junto a otras dirige los destinos del mundo. Por otra parte el hombre perdió su conexión con la naturaleza y esto hizo que vivamos en el mundo que hoy tenemos, un mundo enfermo, sin animo, repetitivo, donde la parte espiritual importa cada vez menos y la "salud" depende de una medicina antinatural.

Por es decimos que la salud esta en TI , nadie mas puede ser responsable de tu cuerpo y de tu espíritu porque son tuyos. Tienes que empezar a aprender a conocerlo y sobretodo a APRENDER A MANTENERTE SANO. Esto no se consigue de la noche a la mañana , esto es un proceso que toma su tiempo pero es un proceso apasionante donde lo mas importante no es el objetivo final (que no existe porque siempre hay algo mas que aprender) sino en lo que te convertiras durante este maravilloso proceso. No te frustres al principio al querer saberlo todo porque siempre tiene que haber un punto de partida el cual todos hemos pasado por el. En el camino van a pasar muchas cosas , experiencias, satisfacciones y problemas de todo tipo, pero todo eso te va a reforzar y te hara estar mas seguro en cada paso que des. Desde que empiezas este proceso ya no hay marcha atrás porque tus conocimientos y tu salud no dejaran que regreses al malestar espiritual y la enfermedad. Desde este momento tu vida cambia para mejor, ten la mente abierta para aprender y no deseches ninguna información. El universo esta feliz con lo que vas a empezar a hacer.

EL MIEDO

Cuando decidimos con mi esposa dejar el sistema de salud (protocolo para la Leucemia) para curar a mi hija Fabiana de forma natural tuvimos una mezcla de sensaciones difíciles de explicar: miedo, angustia, desamparo, etc. Ni mi esposa ni yo somos médicos, con que autoridad podíamos opinar con respecto al tratamiento de mi hija y mas aun como se nos ocurria sacarla del sistema de salud que le daba todo (incluso un supuesto excelente porcentaje de sobrevivencia), doctores, científicos, excelentes enfermeras, toda la tecnología disponible, un trato amable y además gratis (el seguro del estado corria con los gastos) ?????. Una técnica en implantes capilares y un empresario de construcción podían hacer un mejor trabajo que años y años de estudios científicos dirigidos por una eminencia en oncología infantil???, Estabamos locos??.

A veces creo que si ☺ , pero si no hubiese sido asi quizás nada se hubiese hecho posible.

Que nos hizo tomar esa decisión?, Por naturaleza siempre fui muy escéptico y curioso, desde pequeño me llamaba la atención el hecho de que siempre nos enseñaban un solo lado de la historia en la escuela y no las dos. Fue asi que empece a interesarme en aquellos libros que estaban afuera de la curricula escolar y de esa manera fui descubriendo que siempre hay otro lado de la historia convencional y que si no analizaba ambas versiones jamás podría saber la verdad. Siempre fui asi , quizás por eso no me costo mucho asimilar la información que recibi meses antes de que mi hija fuese diagnosticada.

Otro punto de quiebre fueron mis creencias personales con respecto a la ciencia debido a la influencia familiar. Mi padre es medico veterinario especializado en microbiología , el desarrollo vacunas por muchísimo tiempo , incluso yo trabaje en la elaboración de estas. A fines de la década de los 80's canalizo una inmunoglobulina que redujo radicalmente la mortalidad de las aves de corral, esto produjo grandes ingresos a todas las corporaciones avícolas dedicadas a la venta de aves y huevos. En una industria como la avicultura el gasto diario es muy significativo ya que el presupuesto esta pre-establecido y una mortalidad o una caída en el peso del ave por un tiempo prolongado puede llevar a la bancarrota a una compañía. No esta demás decir que la influencia paternal fue muy fuerte, cualquier persona que se hubiese acercado a mi diciendo que se podía curar una enfermedad con cierta "hierbita" o de forma natural hubiese sido no mas que un triste ignorante para mi.

Un par de meses antes que mi hija fuese diagnosticada de Leucemia recibi via internet una información sobre la importancia de mantener un cuerpo alcalino para prevenir/combatir el cáncer, me pareció muy interesante sobretodo porque tenia mucho sentido lo que allí decía, claro que para ese tiempo solo fue una información que guarde como cultura general debido a que no estaba interesado en cambiar mi alimentación, que no era del todo mala desde mi punto de vista, porque no tenia la necesidad de hacerlo.

Una vez que mi hija fue diagnosticada, pasado el shock inicial, empece a buscar esa información, mejor dicho empece a buscar la puerta que era esa información ya que esta me llevaría a una habitación llena de datos que yo necesitaba con urgencia.

Todo lo que allí encontré tenia mucho sentido asi que empece a contactarme con gente que compartía esa opinión o que habían conseguido sus objetivos mediante un cambio de alimentación. Esa información me costo mucho tiempo y dinero conseguirla pero yo avanzaba seguro. Busque información profesional (médicos, organizaciones, científicos) y eso le dio mas solidez a mis afirmaciones. Yo ya sabia el porque la verdad   no era publica solo necesitaba saber lo que la verdad tenia para nosotros.

Cuando decidimos alejarnos de la medicina convencional sabia en lo que me estaba metiendo, lo que no sabia o al menos no del todo, era en los problemas legales que eso traería. El estado, aquí en USA, no contempla para un menor de edad otra opción de tratamiento para la Leucemia que no sea la quimioterapia, los padres estamos OBLIGADOS a consentir un tratamiento de quimioterapia para nuestros hijos, si lo rechazamos nos acusan de negligencia infantil y perdemos la custodia de nuestros hijos temporalmente, de esta manera el estado asume la custodia de ellos y los interna en un hospital para seguir con la quimioterapia. Si los padres insisten en su posición , despues de pasar un tiempo en la cárcel, pierden la custodia de sus hijos y estos pasan a adopción. Mejor dicho, te roban a tus hijos para envenenarlos y tu pierdes su custodia solo por amarlos y buscar lo mejor para ellos.

Ningun medico puede ir en contra de esto, si el menor tiene cáncer tiene que seguir con el protocolo establecido, si algún medico decide que la quimioterapia no es necesaria o que puede tratarse de manera alternativa, este profesional es severamente castigado y puede perder su permiso de ejercer la medicina. Nadie puede ir en contra de lo establecido es por eso que los doctores y el personal medico solo recomiendan lo que esta en el manual, es algo asi como que trabajan para los laboratorios ya que son ellos los que manejan los hilos del sistema. Es aquí cuando tu doctor deja de ser tu aliado porque ellos se deben a otros intereses. Muchos doctores no están convencidos que el sistema funcione correctamente pero no les queda otra alternativa ,al final no es la vida de ellos, el sistema es asi y por experiencia saben que si a un paciente no se le da un fármaco este sale insatisfecho del consultorio. Es triste pero de esa manera hemos sido adoctrinados. Esta falta de confianza en el sistema se demuestra por ejemplo cuando estadísticamente se sabe que los doctores es el grupo social con menor índice de vacunación, en otras palabras, no se hace lo que se predica, te has puesto a pensar por que?.

En resumen, teníamos la presión del estado, del hospital, y además de la familia, esto es importante mencionar porque cuando tu tomas este tipo de decisiones tu familia puede convertirse en tu mejor aliado o en tu peor enemigo. La familia muchas veces no entiende por lo que estas pasando y quizás sean los primeros en desmoralizarte y pueden tirar abajo tu entusiasmo. Esto es normal, la mayoría de personas no ven con buenos ojos al que hace algo distinto. No discutas ni intentes hacerles entender tus razones porque te vas a desgastar mentalmente , simplemente   busca mejores aliados que te ayuden a alcanzar tus objetivos.

Retomando nuestro caso en particular, nosotros teníamos la vida de nuestra hija en nuestras manos ,....que íbamos a hacer si las cosas salian mal??, como íbamos a soportar ese dolor??, como nos iba a mirar nuestra familia??, la sociedad??, esos son temores mas importantes que el saber que después de toda esa desgracia nos esperaba la cárcel a mi esposa y a mi. No fue fácil por eso es muy importante que te rodees de un ambiente positivo y te conectes a un grupo de apoyo lo mas pronto posible. En nuestra mente y corazón estaba el poder de la razón ; el conocimiento lo pusieron los doctores, científicos e instituciones que contactamos , pero no te voy a negar que teníamos miedo, la diferencia era que sabíamos que cualquier decisión que se toma en base al miedo es la decisión incorrecta , por eso seguimos adelante.

En realidad , el miedo no existe en forma física, el miedo solo existe en la mente y eso es porque en algún momento (quizás segundos) nos desligamos de la naturaleza. El miedo siempre esta al acecho y a la primera duda se apodera de nuestra mente, sin embargo esta sensación, que solo existe en nuestra mente , nos pertenece ya que esta en nuestro cuerpo y nosotros somos los únicos que podemos controlar nuestra mente, de esa manera tenemos la total autoridad y capacidad de eliminarla. Esto se logra reconectándonos con la naturaleza inmediatamente, es allí de donde procede la inteligencia infinita y nosotros somos parte de ella. Somos la creación mas maravillosa del universo, poseemos una capacidad infinita para conseguir nuestros objetivos por lo tanto tenemos el control de nuestros pensamientos. Recuerda que el miedo no existe, este solo esta un tu mente mientras tu se lo permitas.

Quiero compartir algo contigo, estos son los 12 pasos INEVITABLES para alcanzar el éxito, y esto se aplica perfectamente para entender el proceso mental de tu sanación:

1. Vas a perder amigos.
2. Vas a pensar que te estas volviendo loco.
3. Vas a sentir dolor.
4. Vas a hablar contigo mismo cientos de veces.
5. Vas a perder dinero.
6. Vas a llorar.
7. Tu familia y amigos te van a desanimar.
8. Vas a dudar de ti y de lo que estas haciendo miles de veces.
9. Vas a desarrollar habitos y costumbres raras.
10. La gente va a sentir lastima por ti.
11. PERO TODO ESTO VALDRA LA PENA.
12. De pronto todos querrán ser tus mejores amigos.

Cuando finalmente tuvimos el diagnostico de nuestra hija con nosotros lo que hice fue formar mi ejercito, el enemigo era la Leucemia y teníamos que enfrentarnos a el con lo mejor que teníamos. Junte a mi entorno mas cercano que son mi madre y mi suegra, si bien ellas no estaban muy convencidas de lo que estábamos haciendo su apoyo fue fundamental, cada persona es muy distinta a la otra y en momentos de presión es muy fácil que las diferencias salgan a relucir y esa unión se eche a perder. Cada uno tiene que tener su función , el trabajo del líder es identificar las cualidades y aprovecharlas al máximo para la guerra que se viene. Las diferencias si bien existen están deben permanecer sometidas al objetivo principal. En tu ejercito NO DEBE EXISTIR PESIMISMO NI TRATO COMPASIVO con el paciente, tampoco tiene que haber falta de entusiasmo, el entusiasmo es contagioso y el resto de personas te seguirán por 2 razones: porque les motiva tu entusiasmo o porque no tienen el valor de tirarse para atrás. En los momentos de crisis, como por ejemplo cuando el paciente no evoluciona o sus niveles siguen bajos o cuando esta por tirar la toalla, es el tiempo donde hay que combatir con mayor intensidad. Ninguna guerra se paraliza por un "mal dia" todo lo contrario , se aprende , se corrige y se sigue luchando . La fortaleza de espíritu es clave. Cualquier persona que traiga algún pensamiento que sea contrario al éxito o alguna actitud compasiva (" pobrecito esta malito con su enfermedad" , "asi es pues le ha tocado caminar con esa cruz", "fijate tu , estas llevando toda la carga y al resto de la familia no le interesa") debe ser expulsado de inmediato, la energía irradiada es muy importante y lo es mas aun cuando uno pasa por una situación difícil.

Estando mi hija en el hospital, le hice un cuadro con varias imágenes de personas con éxito, personajes de la historia, atletas, empresarias, mezcladas con fotos de ella y en la parte de arriba la imagen de Dios. Lo coloque justo en frente de su cama para que lo viera SIEMPRE para que su subconsciente adquiriera la idea de que el éxito existe y que ella es parte de eso. DESPUES QUE OBTUVE LA INFORMACION JAMAS VOLVI A PENSAR QUE NO SE IBA A CURAR, ese convencimiento envía un mensaje al universo donde le dice que no hay otra posibilidad que no sea tu voluntad, recuerda, tu eres la mayor creación de la naturaleza, y si tu pides algo que sea armonioso con ella esta te lo dara.

Cuando empieces a aprender a sanarte será mas fácil lidiar con cualquier elemento o situación negativa que se te presente porque tu estaras al control de tu salud. Cuando dejas tu salud en las manos de alguien mas entonces tu no estas creciendo espiritualmente, porque tus alegrías y tristezas dentro del tratamiento dependen de la versión de un medico y no de ti. Tu aprendizaje genera progreso y ese progreso genera satisfacción. El ser humano cuando no progresa es infeliz.

El crecimiento espiritual empieza justo en el momento en que ya no puedes mas, cuando estas a punto de abandonar; sin embargo decides continuar, es a partir de ahí cuando avanzas un paso mas hacia la excelencia. Son muchas las personas que deciden tirar la toalla en medio del proceso, eso es lamentable debido a que el éxito siempre esta a la vuelta del ultimo esfuerzo. Te puedes caer, pero tomalo como una batalla perdida, son cosas que pasan , experencias únicas en tu vida, pero de ninguna manera pienses que la guerra esta perdida. La guerra solo se pierde cuando tu firmas tu rendición.

Mucha gente se llena la cabeza con historias de personas que se murieron de esta enfermedad, incluso vas a escuchar de personas que se murieron combatiendo el cáncer de una manera "supuestamente natural", ALEJATE DE TODO ESO!!. Tu ,ni nadie, sabe realmente como fue el proceso de esa persona. Muchas personas piensan que este método se trata de tomar y comer unas cuantas hierbas por lo tanto creen que tu estas haciendo lo mismo . Busca personas e historias de éxito, a ti no te interesa saber como se murió la tia de Juan pero si quieres saber como se sano el tio de Arturo.

Tu no puedes hacer que alguien mas cambie su alimentación pero si le puedes ayudar a que lo hagan por ellos mismos. Para muchas personas que recién empiezan con los beneficios de este nuevo estilo de vida saludable o que se acaban de curar del cáncer utilizando este método les parece inconcebible que la población teniendo la posibilidad de curarse de manera natural aun permanezcan intentando con la medicina convencional hasta el dia de su muerte. Para las personas que tienen mas tiempo en esto este tipo de actitudes les parecen normales debido a que entienden mas a la población y saben como el sistema ha influenciado fuertemente en ellos. Esto ha producido una gran desconfianza en cualquier cosa que signifique "natural". Tu no vas a cambiar esto de la noche a la mañana, esto es un proceso global que tomara muchísimo tiempo, te puedo asegurar que el sistema va a cambiar esto antes de que mucha gente , a pesar de lo evidente, cambie su estilo de vida por conciencia. Enfocate en ti y aprende lo mas que puedas diariamente, cuanto mas aprendas mas entenderas a las personas y tu comunicación será mas eficiente.

TU HAS SIDO BENDECIDO AL TENER ESTA INFORMACION, EL UNIVERSO SE HA FIJADO EN TI PARA CONTINUAR CON SU OBRA MAESTRA, VIVE DE ACUERDO A SUS NORMAS, SE VALIENTE, NO TEMAS, APRENDE CADA DIA MAS, FORTALECETE CON LA ENERGIA DEL UNIVERSO, AMA LA VIDA.............TU CURACION YA ESTA EN MARCHA.

TERCER PASO PARA VENCER AL CANCER

QUE EL ALIMENTO SEA TU MEDICINA

(La información mas importante que puedes recibir en tu vida).

Llegaste hasta aquí y realmente espero que hayas comprendido los tres primeros pasos. Los dos primeros pasos son la energía y voluntad que te ayudaran a poner en practica el tercer paso. Es muy importante que entres en armonía con los pasos iniciales, de esto depende el éxito de este método y por ende tu curación.

Nosotros no tenemos todas las respuestas pero estamos CONVENCIDOS que te vamos a abrir una puerta a un mundo hermoso lleno de información de vida que te puede servir tanto para tu curación como en tu relación con el mundo.

Este curso no acaba aquí, esto es solo el preámbulo de un curso que tu haras por el largo de tu vida, TU PROPIO CURSO, el curso de la vida, es infinito en tiempo y espacio. De nuestra parte, nos comprometemos a darte la información esencial pero estamos seguros que tu vas a querer saber mas y eso ya depende de ti. Recuerda que es muy importante mantener una conexión con personas afines a tu filosofía de vida, de esta forma la vida es mas llevadera y todos se benefician de una buena vibración.

De aquí en adelante te espera bastante trabajo y muchas emociones. Se fuerte y ten fe, recuerda los 12 pasos para alcanzar el éxito que esta en el segundo paso de este curso. Cuando tengas dudas y necesites ayuda ven con nosotros, nosotros y la comunidad que formamos somos tu familia de salud.

Deseamos fervientemente tu recuperación a una vida plena y queremos saber de ti, que estas mejor, que eres feliz, que lograste tus objetivos , porque tu eres la razón de este curso.

Antes de empezar con la acción quiero que leas esto y reflexiones al respecto:

El hombre se ha perdido en el camino de reconocer su propia humanidad, hemos destruido el planeta con una agricultura destructiva, con procesos industriales que no respetan la ecología, hemos extraido de manera inconciente los recursos naturales , en resumen , nos convertimos en parasitos asesinos de nuestra propia casa.

En las guerras se han utilizado armas químicas, nucleares, se han minado territorios, hemos ocasionado desastres en centrales radioactivas; para contrarrestar esa toxicidad hemos creado "soluciones científicas" como pesticidas, fertilizantes artificiales, químicos purificadores, asimismo hemos creado enormes terrenos para enterrar desechos toxicos creando un desbalance en la salud y naturaleza del planeta.

El hombre ha hecho exactamente lo mismo con su salud.

Yo diría que es casi imposible no cuidar la naturaleza pero si cuidar la salud. Al ser la naturaleza y nosotros parte de un proceso armonioso llamado VIDA ambos tienen que cuidarse de la misma manera. Veamos algunos paralelos:

NATURALEZA	HOMBRE
*Contaminacion ambiental/desastres nucleares/ Armas químicas.	*Alimentos procesados/cigarrillos/azucar
*Fertilizantes artificiales/pesticidas/GMO	*Antibioticos/vacunas/clonación
*Rellenos sanitarios de material toxico/ radiactivo.	*Intoxicacion en el colon/traumas sicológicos del Pasado.

Ahora, ...estas listo para empezar??, pues vamos!!, ...como ultima aclaración te quiero decir algo muy importante: QUIZAS NO CONOZCAS LA MAYORIA DE LOS ALIMENTOS QUE TE VAMOS A MENCIONAR SIN EMBARGO NO ESPERES CONOCERLOS A TODOS ANTES DE EMPEZAR........EMPIEZA CON LO QUE TENGAS Y CONOZCAS (con el tiempo aprenderas mas), EL TIEMPO PERFECTO DE EMPEZAR ES HOY.

PASOS QUE TIENES QUE HACER INMEDIATAMENTE PARA EMPEZAR A REGENERARTE:

1. ELIMINA EL AZUCAR, TODOS SUS DERIVADOS Y EN TODAS SUS FORMAS.

2. Dejar de comer proteína animal, inmediatamente deja de comer carne de vaca, cerdo, pollo o cualquier otro animal. Esto incluye todos sus derivados: embutidos, leche, yogurt, etc. Tambien debes dejar de comer pescado.
3. Elimina el microondas. Elimina los envases de plástico para calentar o guardar cosas calientes, esto también incluye los envases de tecnoport (en cada país tiene un nombre distinto), me refiero a ese material que es como unas bolitas de espuma que forman un objeto.
4. Consume GERMINADOS, VEGETALES DE MAR Y PASTO DE TRIGO.
5. Consume vitamina B12, asegurate que sea de un laboratorio holístico.
6. Come comida cruda.
7. Tu objetivo es mantener los nutrientes en los alimentos al momento de comertelos.
8. Los germinados verdes deben ser lo principal de tu plato.
9. Consuma menestras germinadas.
10. No consuma sal ni vinagre.
11. Utilice el limón para aderezar sus comidas.
12. No tomar agua 30 minutos antes de comer ni antes de 1 hora después de comer.
13. Beba TODOS LOS DIAS 2 onzas de extracto de pasto de trigo en ayunas y 2 onzas mas a media tarde marcando un espacio de 2 horas después del almuerzo y 2 horas antes de la cena. Es importante que por la mañana no se consuma nada antes de 20 minutos después de haber bebido el pasto de trigo
14. Beba TODOS LOS DIAS 12 onzas de jugo verde 2 veces al dia. El jugo verde consiste de : 6 onzas de germinados (girasol y arvejas) y 6 onzas de : 1 pepino grande, 2 ramas de apio, 1 diente de ajo y un poco de jengibre. Lo mezcla, se mete al exprimidos y se lo toma de inmediato. Ningun jugo se guarda, SE DEBE TOMAR DE INMEDIATO. El jugo verde se bebe a media mañana (entre el desayuno y el almuerzo) y a media tarde (20 minutos después del pasto de trigo)
15. Hágase una limpieza de colon antes de empezar con el tratamiento. Primero utilice un enema (de agua) y luego hagase un implante de pasto de trigo TODOS LOS DIAS POR 2 SEMANAS. Realicelo en la mañana y antes de dormir. Despues lo puede hacer una vez por semana.
16. Al momento de defecar hágalo con los pies elevados (coloque una plataforma debajo de los pies para conseguir eso). La idea es mantener las rodillas próximas al pecho.
17. Utilizar ropa que sea natural (algodón).
18. Mastique muy bien los alimentos.
19. Consuma solo alimentos ORGANICOS, VIVOS, VEGANOS Y NO PROCESADOS.
20. Haga ejercicio (en la medida de sus posibilidades).
21. Tenga pensamientos buenos y positivos. Rodeese de amigos y familiares positivos.

Nota importante:

El cocinar la comida reduce la disponibilidad de absorber las vitaminas y minerales. Se destruye las enzimas y oxigeno, endurece la proteína y contenido de grasa además de promover la formación de radicales libres en el cuerpo.

El comer comida que no sea organica nos expone a fertilizantes químicos y pesticidas altamente cancerígenos. Antibioticos, hormonas y parasitos están presentes en las carnes que comemos.

NO TE FRUSTRES SINO SABES COMO EMPEZAR O NO PUEDES ENCONTRAR TODO LO QUE NECESITAS, ESTO ES UN PROCESO Y LO MAS IMPORTANTE ES EMPEZAR . EL CONOCIMIENTO , LOS PRODUCTOS , LAS TECNICAS , LAS COMBINACIONES Y TODO LO DEMAS LOS IRAS CONOCIENDO POCO A POCO. EN ESTE PROCESO EL CONOCIMIENTO VA APARECIENDO CONFORME TU FE Y VOLUNTAD SE MANTENGAN ENCENDIDAS.

A grandes rasgos estos son los primeros pasos que tiene que realizar (el orden no importa ya que todos son importantes). Usted encontrara mas información sobre cada uno en paginas mas adelante.

QUE ES EL PASTO DE TRIGO ?

El pasto de trigo es el pasto que se cultiva desde la semilla de trigo (granos de trigo), que es el núcleo completo del grano de trigo. Para un ojo inexperto, las hojas de pasto de trigo parecen muy similares a las de cualquier pasto común. Hay, sin embargo, diferencias considerables entre ellos bajo sus apariencias externas uniformes. El trigo es una semilla anual y no seguirá creciendo a diferencia del pasto común que vemos en cualquier jardín..

Algunas de las cualidades superiores del pasto de trigo y del jugo que se pueden extraer de sus hojas incluyen los siguientes:

1. Una de las fuentes más ricas en vitaminas A y C.

2. Contiene un completo y balanceado equilibrio de fácilmente asimiladas vitaminas B, incluyendo Laetril (B-17), que ha sido acreditado como un destructor selectivo de las células cancerosas sin afectar a las células normales.

3. Contiene calcio de alta calidad orgánica, fósforo, magnesio, sodio y potasio en una proporción equilibrada.

4. Proporciona hierro orgánico a la sangre para mejorar la circulación.

5. Contiene 92 de los 102 minerales reconocidos como disponibles para las plantas que provienen del suelo.

6. Es la forma más disponible de la terapia de clorofila.

7. Ayuda a reducir la presión arterial.

8. Es muy similar a la estructura molecular química de los globulos rojos de la sangre , mejorando así la capacidad de esta para transportar oxígeno a todas las células de su cuerpo.

9. Ayuda a la eliminación de depósitos toxicos del cuerpo.

10. Purifica el hígado.

11. Ayuda a sanar las heridas.

12. Contrarresta toxinas metabólicas en el cuerpo.

13. Combate problemas de azúcar en la sangre.

14. Combate la caída del cabello y la aparición de canas a edad prematura.

15. Ayuda a aliviar el estreñimiento.

16. Aumenta la resistencia a la radiación.

17. Actúa como un "desinfectante" al matar las bacterias en la sangre, sistema linfático y diversos tejidos.

18. Debido a que incorpora todos los aminoácidos necesarios, se le considera un alimento completo .

Fuente: Hippocrates Health Institute

LEY DE LA SALUD Y LA ENFERMEDAD

Cualquier cosa física, mental o emocional con la que nos relacionamos nos afecta de la siguiente manera:

1. Se vuelve parte saludable de nuestra existencia.
2. Se reconoce como toxica y es removida de nuestro cuerpo y mente. Este es un proceso saludable.

3. Es reconocida como basura pero es guardada en nuestra mente y cuerpo, este proceso es la causa principal de la enfermedad, a menos que se altere este proceso nuestra salud declinara por el incremento de estas toxinas.

PASOS CLAVES PARA EMPEZAR CON SU CURACION

Estar de 20 a 30 minutos expuesto al sol todos los días. Estar sentado o caminar bajo la luz del sol, asegurarse de cubrir areas sensibles del cuerpo. El mejor horario es antes de las 9am y hora y media a 2 horas antes del ocaso. Tambien pueden ser 10 minutos al mediodía pero sin que le de el sol directamente. La luz solar es el mejor constructor del sistema inmunológico. No se sobre exponga al sol, la insolación crea células insalubres.

Aprenda a respirar profundamente especialmente cuando este cerca a fuentes de oxigeno: océano, campo, bosque, viveros, etc. Cuente hasta 3 segundos cuando inhale y también hasta 3 cuando exhale. Le aseguro que hasta su imagen facial le cambiara a una mas agradable.

Si vive en un area muy contaminada y no puede moverse de allí compre un purificador de ambiente.

Coma y tome jugos de germinados.

Mantenga las plantas (de interior) adentro de sus habitaciones y lugares de estar dentro de la casa.

La mejor agua para tomar es la destilada de alta calidad, también puede usarla para preparar los alimentos y lavar los vegetales. El agua purificada esta llena de químicos inorgánicos y drogas farmacéuticas.

Trate de tener un filtro de agua para bañarse y dejando un dia dese una ducha (sumergida) en bicarbonato de sodio con agua. Esto ayudara a eliminar las toxinas (especialmente metales pesados) de la piel.

COMA UNICAMENTE ORGANICO

Para una persona que necesita revertir drásticamente su enfermedad o los efectos nocivos de la quimioterapia su dieta debe de ser de alimentos CRUDOS. Esto es un minimo de 50% de germinados verdes. La otra mitad de su dieta debería consistir de vegetales verdes y otros vegetales multicolores, también de nueces, semillas, menestras y granos. Es mejor comerlos germinados y crudos para maximizar las enzimas y el oxigeno.

Cuando su salud empiece a mejorar puede introducir un 20% de alimentos cocinados. Lo mejor es prepararlos al vapor , puede hornear camote (papa dulce), después de haber sido germinados puede ligeramente cocinar granos como: amaranto, alforfón, mijo, quinua o teff. Es muy seguro que no consiga todos o a lo mejor consiga uno solo de estos, en todo caso utilice su creatividad para prepararlo. Al final del libro presentamos una gran lista de platos con sus respectivos ingredientes y preparación.

A medida que su salud vaya mejorando puede incluir en su dieta de 5-15% de frutas (una o dos veces al dia), seleccione frutas solo de estación y de productores locales (la naturaleza sabe lo que tiene que producir y cuando). Es mejor comerlas en las mañanas como desayuno (fuente de energía por la azucar natural que posee). Si usted acaba de ser detectado con cáncer o esta en pleno tratamiento de quimioterapia NO debe de comer fruta.

Coma y tome abundantes jugos de germinados. El girasol y la arverja verde (guisantes) son excelentes. Otros excelentes son: alfalfa, arugula, col, berro, eneldo, fenogreco, ajo, col rizada (kale), cebolla, brócoli, rabano, espinacas, etc. Todos estos tienen componentes esenciales de energía , proteína y curativos.

Consuma dos jugos verdes de germinados, vegetales verdes y hierbas diariamente. Le puede agregar sabor con el jugo de jengibre (kion), ajo o anis.

Tome jugo de pasto de trigo recién exprimido DIARIAMENTE (no mas de 2 onzas por vez) y siempre con el estomago vacio. Hagase implantes de pasto de trigo después que se haya limpiado el colon.

Consuma algas azul/verdes de agua fresca (espirulina) y clórela. Asegurese que hayan sido procesadas a baja temperatura. Tambien consuma vegetales de mar como alaria, arame, dulce, hijiki, algas, kombu, wakame diariamente. Estos suministran importantes minerales, aminoácidos y elementos electrolitos que son muchas veces ausentes en las dietas contemporáneas .

Remoje y germine todas las semillas, granos o menestras antes de comerlas o cocinarlas. Las nueces deben ser remojadas siempre antes de consumirse. Este proceso activa las enzimas, pre-digiere las complejas estructuras nutricionales (proteína, grasa, carbohidratos) y remueve sustancias toxicas de las semillas.

Para obtener energía consuma granos o menestras germinadas (crudo es mejor, cocinado es a veces aceptable cuando el paciente salió de la crisis) durante una comida al dia. Los mejores granos que son fuente de energía son los alcalinos: amaranto, trigo, quinoa y teff. Despues le siguen el alforfón, kamut, centeno y la espelta. Las mejores menestras para tener energía son los garbanzos y las arvejas. Otros excelentes recursos de minerales son el frijol chino (mung bean) y los germinados de adzuki.

Remoje y coma un puñado de almendras, semillas de girasol, semillas de calabaza, semillas de sésamo (ajonjolí) , u otros tipos de nueces (a excepción de los anacardos, marañón y mani) de dos a tres veces por semana durante una comida cuando no este consumiendo granos o menestras. Nueces y semillas son un buen recurso de acidos grasos esenciales y aminoácidos.

Use bastante ajo crudo en ensaladas y jugos frescos. El ajo es un maravilloso antiséptico natural.

Tome agua espolvoreada con pimienta de Cayena y tome enzimas digestivas 30 minutos antes de las comidas en función de vaciar el estomago y activar la función digestiva.

Limite los aceites a solamente los extraidos en frio y que sean de linaza, aceite de oliva, de sésamo, semillas de calabaza, nueces, semillas de cáñamo y semillas de uva.

Elimine los granos procesados y productos derivados de la leche, estos son muy acidos y forman mucosa, también producen reacciones alérgicas y causan estrés en el sistema inmunológico.

Elimine toda la carne incluyendo el pescado y el pollo. Toda la carne contiene exceso de proteína compleja y hormonas toxicas, químicos y parasitos que atacan el sistema inmunológico.

Elimine la comida frita, esta reduce la disponibilidad de oxigeno, además crea un ambiente agradable para el desarrollo de células cancerígenas y propagación de virus.

No caliente comida en el microondas , esta causa destrucción celular comparable a una bomba atómica. Si tiene que calentar su comida, deshidratar, cocer al vapor, hornea o tostar puede utilizar el calor de la hornilla de la cocina.

Elimine comidas que contienen azucares aisladas (incluyendo fruta seca, miel, jarabe de arce, melaza, jarabe de agave, xilitol, jarabe de arroz, malta de cebada y cualquier otro "alimento" que termine en "osa" como dextrosa, sacarosa, etc) . El sustituto natural para esto , o mejor dicho lo natural, es la stevia o el extracto de polen de las flores.

No consuma alimentos con sal añadida. El mejor sustituto son los vegetales de mar, Bragg Liquid Aminos (un extracto de soya liquido) o Nama Shoyu (una salsa de soya fermentada) esta ultima solo consumirla en caso la persona no tenga alergia al gluten.

Con respecto al tofu, hay que tener mucho cuidado con esto. La gran mayoría es adulterado, principalmente porque la soya en un 95% es transgénica lo cual altera el ADN de nuestro organismo y esta alteración es precisamente la causa que las células se conviertan en cancerígenas.

Elimine alcohol, drogas, comida con vinagre, bebidas dulces y carbonatadas (gaseosas/sodas).

Aprenda y observe las reglas de combinar las comidas. Esto quiere decir comer vegetales con vegetales, fruta con fruta, no combinar en un plato vegetales con carbohidratos porque estos tienen procesos distintos de digestión y genera estrés en el estomago impidiendo la adecuada absorción de los nutrientes. RECUERDE: LOS GERMINADOS Y LOS VEGETALES SON LOS MAS IMPORTANTES EN LA MESA Y DEBEN SERVIRSE PRIMERO, LA COMIDA COCINADA ES UN ADICIONAL Y DEBE SERVIRSE DESPUES DE AL MENOS 10 MINUTOS DE HABER TERMINADO LA ENSALADA.

Coma solo cuando este calmado y relajado, es su tiempo con usted, la vida y su alimento. Organicese para que sus comidas sean dentro de las horas del dia (luz del dia). Es muy importante que mastique su comida, la saliva posee importante enzimas que ayudan a la correcta asimilación de los alimentos.

ACTIVIDAD FISICA

Adopte una rutina de ejercicios . El ejercicio incrementa las reservas de energía y estimula la curación. El cuerpo es fuente de energía, este al estimularse por medio del ejercicio hace que todos sus órganos funcionen mas eficientemente.

Estirece 2 veces al dia, una en la mañana y otra en la noche de 10-15 minutos.

Haga ejercicios de resistencia 3 veces por semana por lo menos de 30 minutos a hora y media. Empiece y termine cada sesión con un adecuado estiramiento y use solo el equipo apropiado para realizar su rutina.

Haga ejercicios aerobicos 5 veces por semana por al menos 35 minutos. Los mejores tipos de aerobicos son: caminar a paso ligero, nadar y saltar.

Cepille su cuerpo diariamente al ducharse por 3-5 minutos. Esto hara que se eliminen las células muertas y activara el drenaje del sistema linfático.

DESCANSO

Escuche a su cuerpo al momento de descansar. Por ejemplo, es natural descansar 30 minutos después de cada comida.

Para una optima limpieza y reconstitución celular no coma o beba nada 2 horas antes de irse a dormir a la noche.

Es importante que usted duerma durante la noche sin interrupciones.

Haga ayunos solamente ingiriendo jugos una vez por semana. Beba solo jugos frescos, agua destilada y te de hierbas.

AMBIENTE Y PENSAMIENTO POSITIVO

Tenga en cuenta que los campos electromagnéticos creados por las compañías de energía han sido reconocidos como peligrosos a nuestra salud. Especialmente son peligrosos las líneas de alto voltaje, microondas, televisores, monitores de computadora y las luces fluorescentes. Escoja vivir lo mas lejos posible de las líneas de alto voltaje y minimice el uso de artefactos eléctricos.

Sea positivo y tome responsabilidad de las circunstancias de la vida. Vea cada situación como una oportunidad de progresar.

Cree una buena salud visualizando lo que usted quiere. Enfoquese en esa visión por 2 minutos antes y después de cada comida. Durante ese momento sea agradecido por la oportunidad de estar vivo.

Aprenda a sentir amor por usted mismo. Cree un cuaderno de autoestima en el cual cada noche antes de ir a dormir escriba 7 cosas que le gusta de usted . Luego , cada 3 meses por 30-60 minutos revise lo que ha escrito.

BALANCE ALCALINO/ACIDO EN EL CUERPO

Salud y enfermedad crean y mantienen químicas diametralmente dispares en el cuerpo. Esa es la razón por la que un medico recomienda un examen de sangre como herramienta de diagnostico cuando el paciente no se siente bien. La investigación medica ha identificado factores médicos en la sangre ya que reflejan las condiciones de salud o enfermedad en el cuerpo.

Del mismo modo, la salud y la enfermedad manifiestan y mantienen energias dispares en el cuerpo humano. Los científicos que estudian la bionergia miden los niveles relativos de la energía de nuestros órganos para identificar las fortalezas y debilidades de estos órganos.

CELULAS COMO BATERIAS ALCALINAS

La conexión de la química/energía engendra una observación interesante acerca de la salud y la enfermedad:

LA CELULA HUMANA FUNCIONA COMO UNA BATERIA ALCALINA

Asi como una batería alcalina tiene un polo positivo y un polo negativo, una celula tiene un nucleo y un citoplasma. Por el diseño de la naturaleza, el nucleo y el citoplasma de una celula atraen cargas opuestas: el nucleo es el "polo" positivo mientras que el citoplasma es el "polo" negativo. Como las cargas opuestas se acumulan en sus respectivas areas, el potencial de flujo de energía en una celula aumenta, y por supuesto, cuanto mayor es el potencial de energía mas saludable es la celula.

Tanto una batería alcalina y una celula humana se basan en la química para crear estas cargas opuestas: algunos minerales están cargados negativamente (alcalino) mientras que otros minerales tienen carga positiva (acida). Estos minerales son liberados en el cuerpo humano durante la producción de energía (quema de hidratos de carbono) en las células. Tambien se producen ligeros desechos acidos de productos. El cuerpo necesita reservas alcalinas con el fin de neutralizar y eliminar estos acidos producidos. Como escribe el Dr. Ted Morter, " tu cuerpo es alcalino por diseño y productoras de acido por función". En líneas mas abajo te mostraremos lo importante que es construir una reserva alcalina para reconstruir la salud.

LA QUIMICA DE LA SALUD Y LA ENFERMEDAD

Las células sanas tienen reservas adecuadas de carga negativa (alcalina) y cargas positivas (acidas) en su citoplasma y nucleo respectivamente. Una dieta y estilo de vida natural ayudara a reponer los elementos alcalinos bioactivos necesarios y elementos acidos que a su vez maximizaran la energía celular y minimizaran la basura acida de los productos.

El deterioro de la salud por lo general indica una disminución de la carga entre nucleo y citoplasma causando que los acidos metabolicos se acumulen , la creación de este ciclo resulta en la enfermedad. Las células mueren cuando la química del citoplasma se vuelve acida y la energía potencial disminuye por debajo de un umbral en el que las funciones de la vida en las células pueden ser compatibles.

LA ESCALA DEL PH

Los científicos han establecidos una escala de PH (potencial de hidrogeno) para medir el equilibrio acido/alcalino de las sustancias. Esta escala va desde el valor mas acido de 0 a 14 la mas alcalina . Se compara el numero de iones de formación alcalina (OH-) con el numero de iones generadores de acido (H+).

Los bioenergeticos utilizan el PH como la medición de la resistencia eléctrica entre los iones negativos y positivos en el cuerpo. Estos iones literalmente se empujan uno contra el otro.

El agua pura tiene un PH neutro de 7, debido a que nuestro cuerpo esta compuesto principalmente de agua, tenemos un PH global que registra alrededor de 7, sin embargo cada órgano tiene un PH individual.

Un PH ligeramente alcalino (7,1-7,45) del citoplasma celular resulta en una salud optima. La mayoria de la gente con una salud "promedio" tienen un PH ligeramente acido (6,5-6,8). A medida que disminuye la salud de la persona el PH cae hasta un sistema de alarma en el cuerpo y este activa un metabolismo de supervivencia que produce amoniaco (PH 9,25) y empuja el PH celular por encima de 7.

EL PH Y TU SALUD

La escala de PH se utiliza tanto por la alopática como por la medicina holística para medir la calidad acido/alcalino de dos importantes fluidos corporales extracelulares: la orina y la saliva. La mayoría de los profesionales que utilizan PH como referencia para la química del cuerpo en general están de acuerdo en que un cuerpo que funciona normalmente en forma saludable, estos fluidos, deben registrar un PH promedio de aproximadamente 6,5, lo que refleja una química ligeramente alcalina (7,1-7,45) en el citoplasma de las células del cuerpo. La prueba de PH no es una herramienta de diagnostico integral, es solo un pequeño indicador de la salud, y bien podría ser engañoso para los desinformados que podrían mal interpretarlo de la siguiente manera:

1. Una persona puede tener un PH ,tanto en la saliva como la orina, de 6,5 pero no necesariamente estar saludable.
2. La química de la orina y la saliva varian durante el dia y todos los días debido a: habitos alimenticios, horarios, estrés, etc. En consecuencia, en las personas sanas también se podrían manifestar lecturas "no saludables" que son engañosas al ser temporales.
3. El mal funcionamiento de los riñones impide un buen examen porque distorsionan la química del cuerpo

Dadas las salvedades mencionadas, los niveles de PH probados periodicamente   sobre una base a largo plazo son utiles en el seguimiento de las tendencias del funcionamiento general del cuerpo y la química del cuerpo.

TOMANDO EL RETO PH

Recuerde que en una persona sana el citoplasma de la mayoría de las células del cuerpo es ligeramente alcalino (7,1 a 7,45) y tiene iones negativos bioactivos adecuados para crear energía en las células. Como las funciones celulares se sobre cargan y las toxinas que forman acidos se acumulan en el citoplasma, el nivel de PH y la energía potencial disminuyen reduciendo al minimo la transferencia de oxigeno y nutrientes a las células y la eliminación de toxinas de las células. Cuando la acumulación de acido alcanza un nivel critico en una celula esta muta (se convierte en cancerosa y se multiplica agresivamente) o muere, entonces los virus y las bacterias causan complicaciones adicionales . El desafio se convierte en el mantenimiento , o en el caso de una persona enferma , la retención de la alcalinidad en el citoplasma de las células. Sin embargo este desafio puede ser enfrentado con exito a través de una estricta dieta, el ejercicio y el pensamiento positivo. Esta nueva dieta debe proporcionar todo el oxigeno, enzimas que mejoran la absorción y las vitaminas y minerales bioactivos que usted necesita, asimismo tiene que reducir al minimo los productos que contaminan el cuerpo. Entre los elementos que forman acidos excesivos que debe evitar están : el aire y el agua contaminada, la mayoría de aparatos eléctricos de uso domestico , verduras y frutas cultivadas convencionalmente (no organicas), toda la carne (incluyendo el pollo y mariscos), productos lacteos, alimentos cocinados, comer en exceso y el pensamiento negativo.

LA REGLA DE 80/20

El cuerpo necesita un equilibrio de comida vegetariana natural de formación alcalina y generadores de acido. La siguiente regla se ha desarrollado como consecuencia de muchos años de investigación y los hallazgos clínicos sobre el uso de la nutrición para curar la enfermedad:

Para reponer y mantener sus reservas alcalinas y acidos en buen nivel debe comer el 80% de sus alimentos de la lista de formación alcalina y el 20% de la lista de generadores de acido.

Vea a continuación una lista de los principales grupos de alimentos vegetarianos y sus tendencias de reacción química en el cuerpo. Todos estos alimentos deben ser crudos y de cultivo organico.

FORMADORES DE ALCALINIDAD:

1. Pasto de trigo
2. Germinados de pequeñas semillas, menestras y granos.
3. Vegetales de hojas y de raíz.
4. Vegetales maduros al momento de su extracción (pepinos, zapallo, tomate, pimientos , rabano, etc)
5. Vegetales de mar (dulse, nori, wakame)
6. Hierbas frescas
7. Pimienta de Cayena
8. Ajo y cebolla
9. Granos pequeños (amaranto, trigo, quinoa, teff, etc)
10. Gengibre y turmeric.
11. Maiz fresco
12. Semillas de sésamo (ajonjolí) remojadas minimo 3 horas
13. Jugos de vegetales recién exprimidos a ser consumidos en estomago vacio.
14. Bicarbonato de sodio mezclado con agua y limón.

FORMADORES DE ACIDEZ

1. Frutas: arandanos azules, arandanos rojos, ciruelas.
2. Granos: (remojados de 8-12 horas); alforfón (trigo serraceno), centeno.
3. Menestras secas (remojadas de 12-16 horas).

4. Nueces: (remojadas de 12-16 horas).
5. Semillas: (remojadas de 5-8 horas), calabaza y girasol.

NO CONSUMIR POR SER DEMASIADO ACIDOS:

1. Cebada, arroz y avena.
2. Azucar refinada y de cualquier tipo.
3. Bebidas alcoholicas
4. Café
5. Tabaco
6. Vinagre
7. Condimentos refinados (kétchup, mostaza, mayonesa, etc)

MUCHO CUIDADO CON LOS SIGUIENTES PRODUCTOS, ESTOS NO SOLO SON FORMADORES DE ACIDEZ EN EL ORGANISMO SINO TAMBIEN CAUSAN EXCESIVA MUCOSIDAD E INFLAMACION EN EL CUERPO: Carne, productos derivados de animal: queso, leche, yogurt; harina de trigo, huevos, sal, azúcar, alcohol y tabaco.

El caso particular del limón es que a pesar de ser acido , este al entrar en contacto con nuestro organismo se convierte en un poderoso agente alcalino.

BALANCEO DE LA ALCALINIDAD/ACIDEZ MAS ALLA DE LA COMIDA

Actividades que promueven la alcalinidad:

Fisicas:

1. Moderada exposición al sol
2. Combinacion adecuada de los alimentos
3. Descansar/ dormir
4. Profunda inhalación de aire fresco
5. Ayuno y comer menos
6. Relajacion
7. Musica agradable
8. Ejercicio moderado
9. Consumo adecuado de agua

Emocionales y mentales:

1. Risa
2. Liberacion de procesos traumaticos o incomodos
3. Autoestima

Actividades que promueven la acidez:

Fisicas:

1. Cocinar y/o comer comida procesada.
2. Mala combinación de alimentos
3. Falta de descanso y/o sueño
4. Falta de oxigeno
5. Sobrealimentacion
6. Stress
7. Ruido
8. Exceso de ejercicio o no ejercicio
9. Deshidratacion

Emocional y mental:

1. Enojo
2. Negacion
3. Confusion
4. Miedo

QUE SON LOS GERMINADOS ?.

Los germinados es el proceso de poner una semilla , granos o legumbre en agua hasta que de el empiece a "brotar: un tallo. Los germinados son un alimento milagroso. Como alimentos "vivos" , estos siguen creciendo más altos en valor nutricional después de ser cosechados. Cuando se remojan las semillas, las semillas latentes se convierten en una fuente inagotable de nutrición. Por ejemplo, cuando están secos las menestras no tienen vitamina C, sin embargo, después de 48 horas de germinación proporcionan más vitamina C que las naranjas frescas, mientras que Los brotes de brócoli ayudan a proteger el cuerpo contra el cáncer. Una ensalada hecha de un surtido de brotes, en comparación con la ensalada de lechuga tradicional, ofrece cinco veces más cantidad de proteínas, seis veces más vitamina C y siete veces más de las vitaminas del complejo B y cuesta menos de la mitad.

Los más poderosos alimentos ricos en enzimas son los germinados. Germinados de semillas, granos y legumbres aumentan su contenido de enzimas tanto como 43 veces más que los alimentos no germinados. Las enzimas aumentan la actividad que da la vida en nuestro cuerpo mientras ayuda a nuestro cuerpo a digerir los nutrientes de nuestros alimentos.

Los germinados tienen la mayor concentración de nutrición por caloría que cualquier alimento. El contenido nutricional de los germinados es muchas veces mayor que el valor de los alimentos original de las semillas y habas de la que brotan. Los germinados contienen una gran cantidad de antioxidantes que previenen el daño a nuestro ADN, mientras que nos protege de los efectos en curso del envejecimiento. Otro beneficio de comer germinados es que no hay tiempo de preparación. No requieren de limpieza, exfoliación, o cortar. Existen numerosos beneficios nutricionales, así como muchas maneras de hacerlos nosotros mismos.

POR QUE CONSUMIR GERMINADOS ??

La razón principal son las enzimas que contienen. Las enzimas son moléculas catalizadoras de energía. Nosotros nacemos con enzimas pero no son suficientes por eso necesitamos consumir alimentos que las contengan, el problema radica en que las enzimas son inexistentes en los alimentos procesados, además mueren a 46.6 grados centígrados con lo que al cocinar nuestros alimentos las aniquilamos. La esencia de una enzima es su función "eléctrica", la carga eléctrica de estos eleva las frecuencias celulares creando una gran fortaleza inmunológica, naturalmente esta mejorada frecuencia celular ayuda a neutralizar los desordenes existentes en nuestro cuerpo.

El ser humano no necesita "cocinar" su comida, prepararla si pero no necesariamente cocinarla. Fisiologicamente el ser humano es el mismo de hace mas 3,000 años atrás , en épocas pasadas el acceso al fuego no era tan sencillo como es ahora, sin embargo el hombre tenia que comer , lo hacia crudo y le iba muy bien. De donde sale la idea que todo tiene que ser cocinado??.

Las enzimas son cargas positivas que contribuyen a la erradicación de cargas negativas o a contraproducentes formas de vida. Las enzimas son sin duda alguna el corazón de una curación fisiológica asimismo beneficia las ondas del cerebro como también estabiliza y mejora las emociones.

La leche materna, nuestra comida original, debería ser nuestra única fuente de alimento por aproximadamente nuestros primeros 2 años de edad y la plenitud de enzimas que esta contiene nos indica la intención de la naturaleza de que esto sea asi. Lamentablemente muchas personas después de nacer el bebe empiezan a consumir alimentos incorrectos reduciendo asi su conteo de enzimas.

Entonces, que pasa si hacemos grandes retiros de enzimas al momento de coger un virus, esfuerzo físico extenuante, enfrentamos una crisis emocional, respiramos aire impuro o nos enojamos mucho, y luego, comemos alimentos cocinados y procesados?. El saldo de las enzimas disminuye severamente y si no se repone el cuerpo entra a una bancarrota enzimática.

Cuando esto sucede, el sistema envía una llamada de emergencia a las enzimas a través del cuerpo y el cuerpo se roba las enzimas de las glándulas, los musculos, los nervios y la sangre para ayudar al exigente proceso digestivo debido a que este ha sido saturado de alimentos inadecuados para el organismo. Finalmente existe una deficiencia de las enzimas en las areas "robadas" y muchos científicos de todo el mundo creen que esta deficiencia es la causa real de muchas alergias y enfermedades.

Cuando nosotros consumimos alimentos con enzimas lo que hacemos es reponer lo que nuestro utilizo para responder a alguna acción especifica, cuando consumimos alimentos vivos estas enzimas son absorbidas por la sangre y normalizan los niveles permitiendo a nuestro cuerpo funcionar adecuadamente y estar preparado para cualquier eventualidad.

El mejor alimento rico en enzimas son los germinados , los cuales, literalmente están creciendo mientras nos los vamos comiendo. Frutas frescas y vegetales, algas de mar y algas de agua fresca deberían ser comidas recién extraidas en lo posible.. Estas ultimas son la segunda opción después de los germinados.

Los suplementos de enzimas (capsulas) nos dan una buena forma de digerir nuestra comida e incrementar nuestro conteo de enzimas. Al ingerir estas enzimas va a haber una reducción en los sintomas de enfermedades y un incremento de energía. En resumen, mas nutrientes son absorbidos en las células cuando suplementos de enzimas son usados en conjunto con una dieta adecuada. Suplementos de enzimas no son de ninguna manera un reemplazo a los alimentos crudos pero pueden ayudar a mejorar la salud en su conjunto.

RAZONES REALACIONADAS CON LA SALUD PARA SER VEGETARIANO

Los estudios han demostrado que históricamente, en todo el mundo, que la gente que vive mas tiempo son principalmente vegetarianos o comen muy poca carne. Investigaciones pertinentes siempre revelan que los vegetarianos disfrutan de un nivel superior de salud.

1. Los experimentos realizados en la Universidad de Yale, que implican el desempeño de los atletas vegetarianos, han demostrado que los atletas pueden participar en actividades vigorosas 2-3 veces mas tiempo que los consumidores de carne y recuperarse del agotamiento en una quinta parte del tiempo.
2. Durante la segunda guerra mundial la grave escasez de carne en todo el mundo obligo a la gente a adoptar una dieta que era principalmente vegetariana. Para sorpresa de todos las tasas de mortalidad relacionadas con la dieta disminuyeron drásticamente y hubo una marcada disminución de ese tipo de enfermedades.
3. En un articulo acerca de las enfermedades cardiacas en la revista de la Asociacion Medica de los Estados Unidos con fecha del 3 de Junio de 1961 dice: Una dieta vegetariana puede prevenir el 90% de las enfermedades tromboembolicas (obstruccion por coagulos en las venas) y el 97% de las oclusiones coronarias (cerrado de venas y arterias)".
4. Estudios que se hicieron sobre la Iglesia Adventista del Septimo Dia, mayoría de los cuales son vegetarianos, revelaron que ellos tienen la mitad de los casos de enfermedades degenerativas a comparación del resto de la población.

RAZONES FISIOLOGICAS DEL VEGETARIANISMO:

Las investigaciones indican que el cuerpo humano fue creado para asimilar los vegetales en vez de la carne:

1. Dientes: Los carnívoros tienen colmillos y dientes que son especialmente adecuados para extraer trozos de carne de un cadáver, ademas sus mandíbulas se mueven hacia arriba y hacia abajo solamente. No tienen la capacidad de moler de lado a lado. Los herbívoros tienen molares planos para triturar la comida y las mandíbulas que se mueven hacia arriba , hacia abajo y hacia los lados lo que permite la masticación mas a fondo.
2. Aparato digestivo: Todo el tracto digestivo de un ser humano es de 32 a 36 pies de largo , se inicia en la boca y termina en el recto. En los animales que comen carne las medidas del sistema digestivo son 10 veces mas cortas por lo que el alimento esta mucho menos tiempo en su cuerpo. Los carnívoros son capaces de digerir su comida con mucha mayor rapidez, eliminar productos de desecho antes de que ocurra la putrefacción. Tambien secretan acido clorhídrico mucho mas que los humanos siendo por eso capaz de convertir la carne en aminoácidos. Los alimentos consumidos por los seres humanos permanece en el cuerpo 6 veces mas tiempo, por lo tanto, la carne que comen los humanos crean desequilibrios corporales por obligar al sistema digestivo a producir cantidades anormales de acido clorhídrico . Esto provoca un exceso de acidez en todo el tracto digestivo que causa varios problemas físicos.
3. Diferencias entre el intestino delgado de los animales que comen carne y los seres humanos: El interior de las paredes de los intestinos delgados de los animales carnívoros es relativamente suave y corto lo que permite que los alimentos pasen a través de el rápidamente. La longitud del intestino delgado en el ser humano promedio es de aproximadamente 22 pies y tiene aproximadamente 1 pulgada de diámetro. En la superficie interior d nuestro intestino delgado

hay cientos de miles de pequeños dedos llamados vellosidades, y esta superficie aplanada, cubriría una pista de tenis. Como la comida viaja a través del intestino delgado, los nutrientes se filtran entre las vellosidades y son absorbidos en el torrente sanguíneo. Es importante tener en cuenta que los productos lacteos, productos de trigo y proteínas densas como la carne generan cantidades anormales de mucosidad en el estomago y en el intestino delgado lo que interfiere con la absorción de los nutrientes. Imagine los interiores de los intestinos de las personas que comen muchos productos pegajosos y pastosos como la harina, quesos, huevos, carne, pasta y pan. Las bolsas en el colon también se recubren de ese lodo dejando cada vez menos espacio para que la comida fluya. La comida picante irrita las membranas y causa mas mucosidad que se secretan a fin de proteger las paredes intestinales de estos irritantes. Todo este moco impide severamente la absorción de los nutrientes y en consecuencia el cuerpo esta muerto de hambre, envejece rápidamente y crea un sistema inmune débil. La eliminación de estos alimentos que producen moco es mediante la adopción de una dieta vegetariana saludable que gradualmente limpia el cuerpo de modo que sea capaz de absorber mas y mas nutrientes de los alimentos . La celulosa en las verduras también actua como una escoba, barre el lodo que se ha mantenido allí, a veces durante años. Necesitamos esta limpieza interna constante debido a que es un proceso natural de digestión, y esto lo conseguimos cuando comemos verduras y frutas , frutos secos y semillas , y otros alimentos ricos en fibra, mejor dicho, los alimentos a los que nuestros cuerpos fueron diseñados para procesar.

IDENTIFICACION DE ADICCIONES

Una adicción es evidencia de un desequilibrio químico (PH) en el cuerpo. Cuando alguien intenta renunciar a algo que es al menos parcialmente responsable de este desequilibrio, el cuerpo comienza a liberar toxinas acidas acumuladas creando síntomas de desintoxicación disfrazados de ANTOJOS.

Una persona interpreta erróneamente estos síntomas como señales del cuerpo que requiere la sustancia a la cual ha renunciado y a menudo la persona utiliza esta excusa para reintroducir la adicción en su vida. Debes aprender que estos síntomas son los síntomas de la abstinencia que son similares a los experimentados por un alcoholico y drogadicto. Debemos entender que las aberraciones emocionales/mentales suelen acompañar a estas y reflejan cambios físicos.

Si se permite que el proceso siga su curso completo este expulsara las toxinas permitiendo que el cuerpo se equilibre en armonía en algún momento determinado. La comprension de este hecho proporciona el estimulo y el coraje de enfrentar los desafíos que presenta la desintoxicación.

Es común que muchas personas al momento de cambiar a una dieta nutritiva y desintoxicante se sientan peor que antes de empezarla, ESTO ES NORMAL y es un indicativo que el cuerpo esta cambiando para bien . La persona no solo se puede sentir mal fisiológicamente sino mental y espiritualmente, esto es porque somos alma y cuerpo y hemos estado sometidos a una droga (mala alimentación) que no solo nos ha enfermado sino que ha contaminado nuestro cerebro. Son muchas las veces en que la persona querra abandonar pero solo una profunda interpretación de la realidad y una conexión espiritual podrá ayudar a que la persona llegue   a cumplir sus objetivos.

Recuerda que en tu cuerpo tienes un cáncer y este hara lo que sea posible para seguir viviendo de ti, se disfrazara de adicción, de malestar, de desidia, odio o de lo que sea.................pero el control absoluto lo tienes tu y esa es una verdad irrefutable que el universo nos ha dado.

CONCLUSIONES GENERALES

Quizas hayas llegado hasta aquí con muchas dudas, quizás no conozcas ni el 80% de los alimentos que debes de comer, quizás necesites alguna prueba "científica" para tener mas seguridad al seguir estos 3 pasos.

Tu eres libre de tomar el camino que desees, la intención de este curso es abrirte una puerta que nos la han tenido cerrada por mucho tiempo y ahora esta en ti entrar y explorar la información que esta ahí adentro.

Nosotros no somos quienes para decirte que abandones o no participes en un tratamiento de medicina convencional, seria una irresponsabilidad hacerlo mas aun sabiendo que estamos a kilómetros de distancia y no sabemos realmente cual es tu disposición sobre este tema. Nuestra única intención es darte una información muy valiosa sobre un método que nos funciono a nosotros, a muchas personas que conocimos de cerca, que fue corroborada con cientos de enfermos que se sanaron y por muchos doctores e instituciones que conocimos a lo largo de este camino y cuyo testimonio esta escrito en muchísimos libros que están a tu disposición.

La medicina holística se maneja de una manera diametralmente opuesta a la medicina convencional por lo que lo que pudiera parecer absurdo para la medicina convencional es una realidad invariable en la medicina holística y visceversa.

Nosotros dejamos el rumbo convencional por 3 razones:

1. La medicina holística tiene sentido, porque conecta al hombre en su parte física y espiritual, esto es un hecho invariable. Conecta al hombre a la naturaleza porque somos parte integral de ella, esta es otra verdad invariable.
2. La medicina convencional no tiene ninguna autoridad científica ni moral para dictar las leyes de nuestra salud, esto es porque cada vez se producen mas fármacos sin embargo cada vez hay mas personas enfermas en un mayor espectro de edades, esto significa que FALLARON. O no saben lo que hacen o se equivocan a propósito.
3. Porque es obvio entender que las normas del sistema de salud están regentadas por las reglas del dinero como cualquier negocio. El sistema de salud no responde a las necesidades de los pacientes sino a los intereses de los accionistas de cada empresa (laboratorios, hospitales, fabricantes de alimentos, etc), esto ocurre en cualquier negocio, la diferencia es que juegan y atentan con nuestra salud llevando miseria humana a la población. Es un negocio en el cual ni tu ni yo queremos ser clientes.

Mi mejor consejo es que TE INFORMES Y APRENDAS CADA DIA MAS , las dudas te van a asaltar a diario pero escucha a tu corazón, el cerebro es temeroso cuando se trata de terrenos desconocidos porque este funciona a base de experiencias y como no tiene una entonces teme, pero TEN FE Y SE VALIENTE, el universo a puesto sus ojos en ti desde este momento, tu eres como una semilla nueva recién sembrada, pasaran lluvias, tempestades, aves carroñeras, calor intenso........pero si eres fuerte y valiente te convertiras en un árbol frondoso lleno de vida al cual nadie podrá intimidar.

Gracias por permitirme compartir parte de mi experiencia de vida contigo , esta es la parte mas trascendente de todo porque a pesar que físicamente no este contigo, en cada duda , en cada momento difícil, en cada alegría, en cada momento de lagrimas, mi pensamiento y energía estarán contigo y te acompañaran por siempre porque somos universo.

QUE DIOS TE BENDIGA!!!!!

Tomas

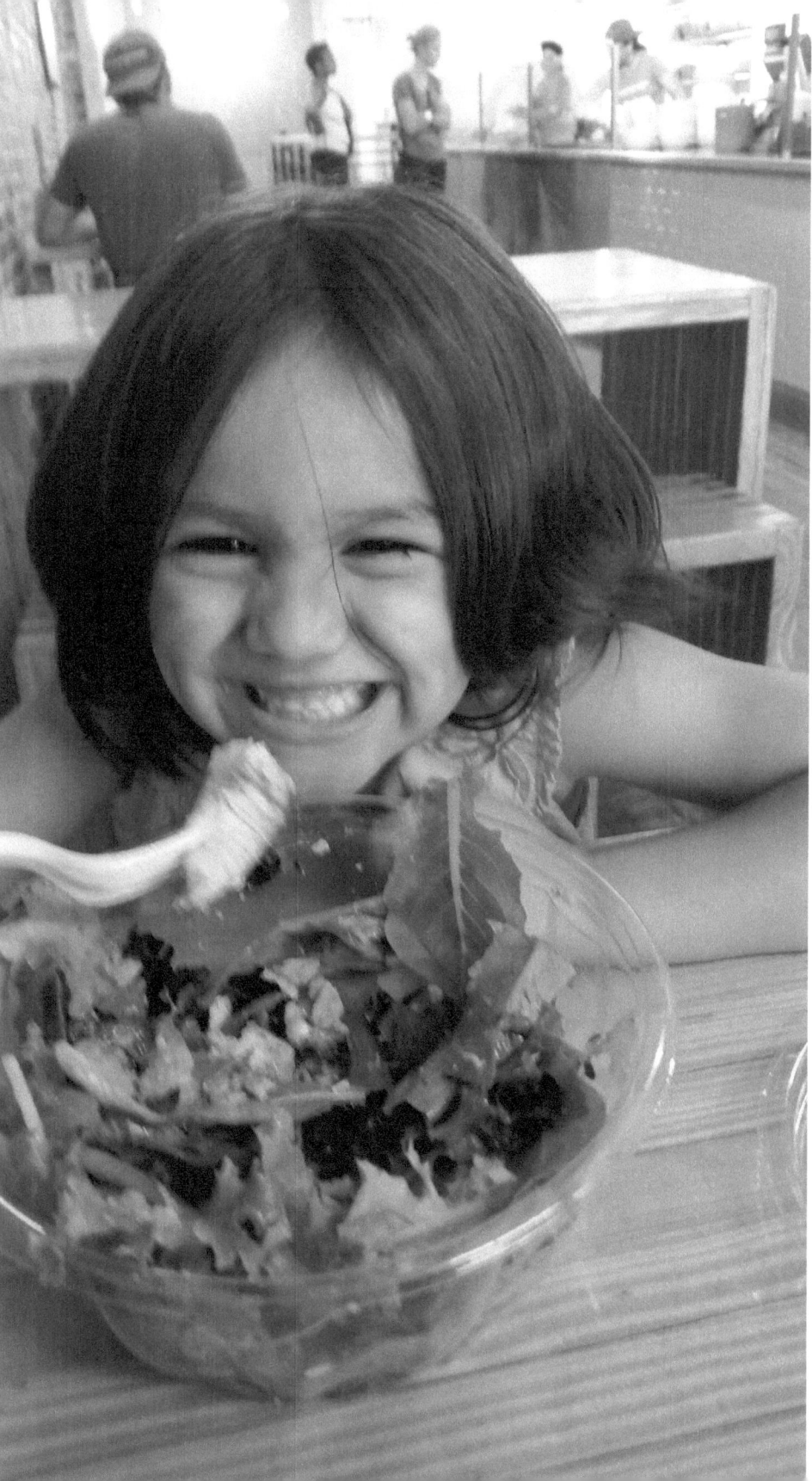

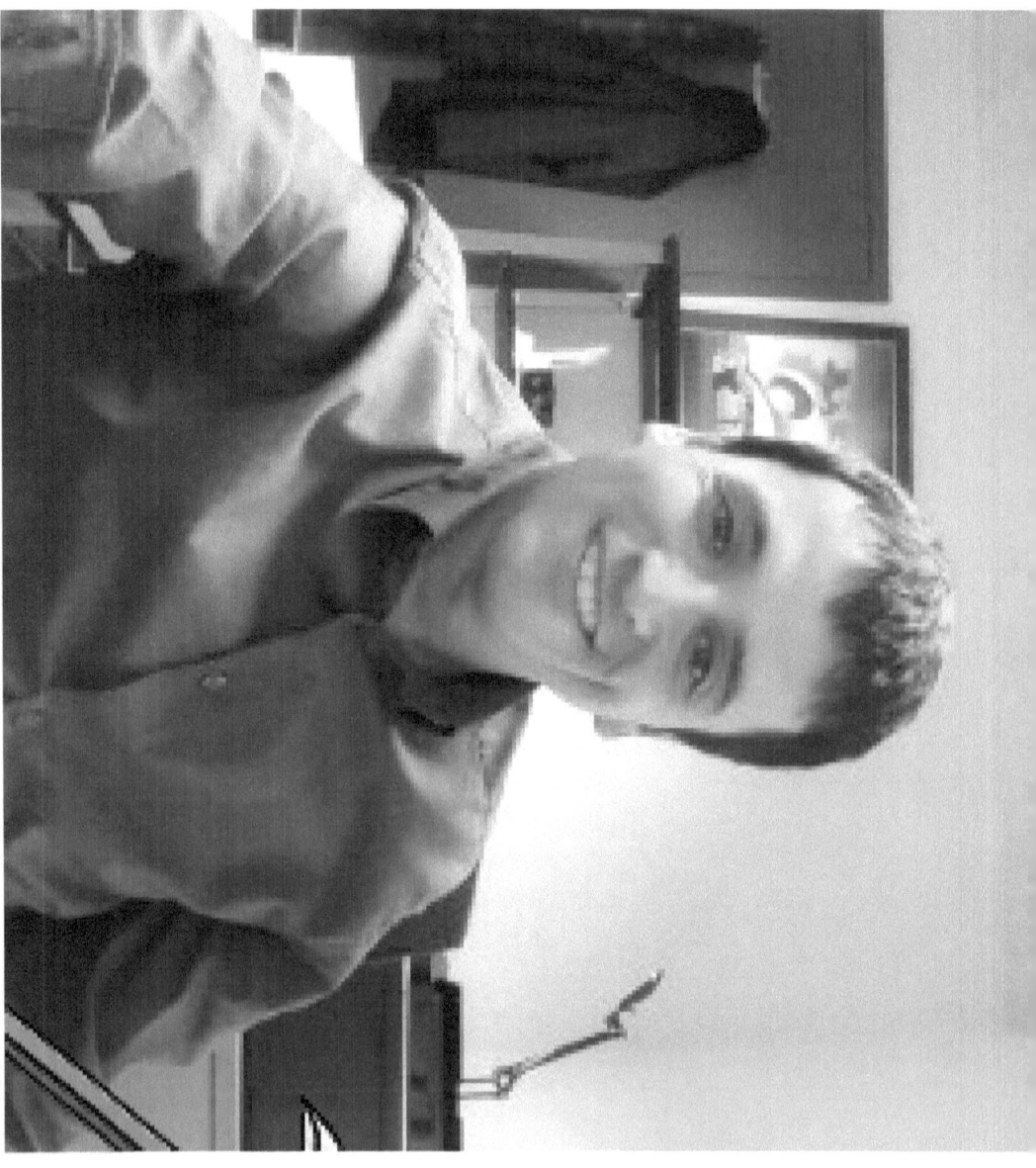

www.ingramcontent.com/pod-product-compliance
Lightning Source LLC
Chambersburg PA
CBHW050350290526
45785CB00006B/2711